# Experimentelle Medizin, Pathologie und Klinik

Band 32

Herausgegeben von

F. Leuthardt · R. Schoen · H. Schwiegk · A. Studer
H. U. Zollinger

Gerhard Ott

# Fremdkörpersarkome

Mit 16 Abbildungen

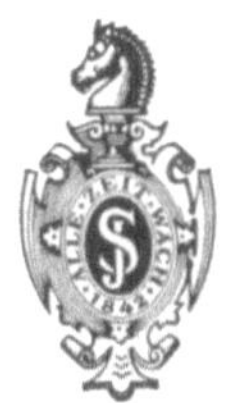

Springer-Verlag Berlin · Heidelberg · New York 1970

Privatdozent Dr. GERHARD OTT
Chefarzt der Chirurgischen Abteilung am Evangelischen Krankenhaus
Bonn-Bad Godesberg

ISBN-13: 978-3-642-86774-3 e-ISBN-13: 978-3-642-86773-6
DOI: 10.1007/ 978-3-642-86773-6


Softcover reprint of the hardcover 1st edition 1970



Titel-Nr. 7750

Meinen chirurgischen Lehrmeistern

K. H. BAUER und F. LINDER

# Vorwort

Die Auslösung von Fremdkörpersarkomen ist eine neue, von bekannten cancerogenen Faktoren unabhängige Krebsursache. Sie ist ein Beispiel für die bislang kaum systematisch bearbeitete „unspezifische Geschwulstauslösung". Die Vielfalt der für diese Blastogenese bedeutsamen exogenen und endogenen Faktoren (Implantatgröße, Oberflächenbeschaffenheit, Porosität, Verweildauer, Gewebsverträglichkeit, Körperregion, Gewebeart, Tierstamm, Tierart u. a.) sind durch die unterschiedliche Quantität des gebildeten präsarkomatösen Gewebes zu interpretieren. Die Beobachtung, daß neben Metallen und Kunststoffen auch heteroplastische Knochentransplantate Sarkome auslösen können, daß sie auch mit schwer resorbierbaren Stoffen wie Catgut und Gewebeklebern auszulösen sind, beinhaltet für Chirurgen das Problem, ob nicht nach Fremdkörperimplantaten, Organ- und Gewebetransplantationen mit einer Geschwulstauslösung zu rechnen ist. Eine Zusammenstellung der klinischen Beobachtungen von Sarkomen nach metallischen und nichtmetallischen Implantaten zeigt, daß solche Ergebnisse auch für den Menschen bedeutsam sind. Sarkome in Operationsnarben und Prothesensarkome als Beispiel von Narbensarkomen ergänzen diese Synopsis und geben Anhaltspunkte für die Begutachtung von Geschwülsten nach Traumen allgemein. Krebsprophylaktische Maßnahmen bei der Implantation alloplastischer Fremdkörper können auf Grund solcher Untersuchungen heute bereits festgelegt werden.

Aufgabe dieser Schrift ist es, die verstreute Literatur und Einzelergebnisse zusammenfassend darzustellen, offene Probleme durch eigene Versuchsergebnisse zu ergänzen und die vielfältigen Ansatzpunkte für eine sinnvolle Fortführung dieser Forschung aufzuzeigen. Die Interpretation der vorliegenden Ergebnisse in einer synoptischen Arbeitshypothese, nach welcher die Fremdkörpersarkome als Narbenkrebs anzusehen sind, erklärt die widersprüchliche Vielfalt an klinischen und experimentellen Beobachtungen.

Bonn-Bad Godesberg, Juli 1970 GERHARD OTT

# Inhaltsverzeichnis

# I. Einleitung

Sarkome, von eingeheilten Fremdkörpern ausgehend, sind seit über 25 Jahren Gegenstand der experimentellen Krebsforschung. Diese Untersuchungen haben für das Verständnis der Geschwulstauslösung allgemeine Bedeutung. Für die Chirurgie haben sie nicht nur theoretisches Interesse. Sie vertiefen unser Verständnis für klinische Beobachtungen von Geschwulstbildungen um Fremdkörperimplantate. Durch experimentelle Klärung der hier wirksamen Faktoren lassen sie die Voraussetzungen für eine möglichst gute Einheilung und funktionelle Belastbarkeit von implantierten Fremdkörpern erkennen und helfen damit der Entwicklung verbesserter und bei langer Verweildauer weniger gefährdender Implantate bzw. Prothesen. In einer Zeit, in welcher operativ zunehmend auto-, homoio-, hetero- und alloplastische Implantate verwendet werden, sind solche Untersuchungen von grundsätzlicher Bedeutung.

Mit den „Fremdkörpersarkomen" wurde eine *bislang unbekannte, materialunabhängige Geschwulstauslösung* gefunden. Die Kenntnis, daß chemisch reaktionslose Stoffe wie Kunststoffe, Edelmetalle, Elfenbein u. a. bösartige Tumoren auslösen und dabei abhängig sind von bis dahin in der experimentellen Cancerogenese unberücksichtigt gebliebenen Faktoren wie Implantatgröße, Oberflächenbeschaffenheit, Porosität u. a., zwingt zur Überprüfung vieler bisheriger Versuchsergebnisse mit cancerogenen Stoffen. Dabei ist auszuschließen, daß bei diesen Ergebnissen solche geschwulstauslösenden oder -begünstigenden Momente zusätzlich bedeutsam waren.

Die Tierexperimente zeigen, daß selbst bei einfachster Versuchsanordnung vielfältige Momente bei der Sarkogenese zusammenwirken. Sie sind ein Beispiel dafür, wie schwierig die Deutung cancerologischer Versuchsergebnisse ist. 2 Gruppen für die Geschwulstbildung verantwortlicher Faktoren sind zu unterscheiden: einmal *exogene Faktoren* (Implantatgröße, Oberflächenbeschaffenheit, Porosität, Implantatzahl, Verweildauer, Gewebsverträglichkeit der Substanz u. a.), zum anderen sind ohne Zweifel auch *endogene Faktoren* erkennbar (Körperregion, Gewebeart, Tierstamm, Tierart).

Ein *„Fremdkörpersarkom"* ist dadurch definiert, daß eine chemisch cancerogene Substanz als Haupt- oder Mitursache dieses Sarkoms ausgeschlossen werden kann. Dies zeigt sich tierexperimentell, wenn der betreffende Stoff, in Scheibenform oder in Klumpen mit einer gewissen Größe implantiert, Sarkome auslöst, nicht aber in Pulverform.

*Fremdkörper* sind dabei nicht nur von außen kommende, sondern gelegentlich auch aus den Gewebsbestandteilen des Körpers selbst durch Nekrosen, Ablagerungen, Infarkte, Sequester u. a. hervorgegangene Veränderungen.

Durch den Nachweis, daß homoio- und heteroplastische Knochentransplantate Sarkome auslösen können, stellt sich für den Chirurgen die Frage, ob nach *Organ- und Gewebstransplantation* nicht als *Spätschaden eine Geschwulstauslösung* zu befürchten ist und wie sich dieses Risiko eventuell mindern läßt.

Es ist ein weiteres Anliegen dieser Arbeit, die Vielfalt experimenteller Versuchsergebnisse und klinischer Beobachtungen bei der *Sarkomauslösung durch Fremdkörper unter dem gemeinsamen Gesichtspunkt der Narbensarkome zu interpretieren.* Dabei finden sich zahlreiche Beziehungen vom Tierexperiment zur Sarkogenese beim Menschen.

## II. Geschichtlicher Rückblick

Zu Beginn der Forschung über tierexperimentelle Fremdkörpersarkome standen Zufallsbeobachtungen. Zuvor waren zwar vereinzelte Sarkome nach der Inkorporation von metallischen und anderen Stoffen in der Humanmedizin bekannt und bei Tieren beobachtet worden, diese Geschwülste waren aber zunächst als Folge chronischer Entzündungen, Fisteleiterungen, oder als Folge einer zusätzlichen chemisch cancerogenen Noxe durch das Implantat gedeutet worden. Unsere heutige Kenntnis, daß diese Sarkogenese nicht durch chemische oder bekannte physikalische Noxen, sondern durch bislang unbekannte Faktoren erfolgt, wurde erstmals durch tierexperimentelle Nebenbefunde von Turner (1941), Oppenheimer, Oppenheimer u. Stout (1948), Zollinger (1952), Kogan u. a. (1955) angeregt.

Um eine subcutan implantierte Bakelitscheibe beobachtete Turner (1941) bei einer Ratte 23 Monate nach Versuchsbeginn ein Fibrosarkom. Dieser Tumor war bei einem Kontrolltier aufgetreten. Im eigentlichen Versuch waren die Bakelitscheiben mit einem dünnen Belag cancerogener Kohlenwasserstoffe überzogen. Zur weiteren Klärung seiner Beobachtung implantierte Turner insgesamt 23 Wistar-Ratten Bakelitscheiben subcutan. Bei 3 von insgesamt 9 Tieren, die über 20 Monate lebten, entwickelten sich wiederum Sarkome.

Oppenheimer, Oppenheimer u. Stout (1948) lösten durch Umscheidung einer Rattenniere mit einer flexiblen Zellglasfolie einen nephrogenen Hochdruck aus. Bei 7 dieser Tiere entstand im Bereich des Kunststoffimplantates ein Sarkom. Diese Autoren gingen der zufälligen Beobachtung in ergänzenden Tierexperimenten nach. Mit mehreren anderen Mitarbeitern erarbeitete das Ehepaar Oppenheimer in den folgenden Jahren zahlreiche grundlegende Ergebnisse auf diesem neuen Forschungsgebiet.

Bei Ratten erzeugte ZOLLINGER (1952) durch längsaufgeschlitzte und am Hilus gefensterte starre Plastikröhrchen aus Acryl-Resin-Dupont eine renale Hypertonie. Dieser Kunststoff wurde jeweils um beide Nieren implantiert. Bei insgesamt 21 Ratten traten nach 8 und mehr Monaten 8 spindel- bis polymorphzellige Sarkome auf.

Ein russischer Arbeitskreis beobachtete Sarkome bei Ratten nach Einhüllung der Niere mit Zellophan (KOGAN, TCHETCHULIN u. ALIYEEF, 1955). Auch hier führte die Zufallsbeobachtung zu weiteren Experimenten.

Nach mehreren Interpretationsversuchen der bis dahin vorliegenden Ergebnisse brachten die Experimente von NOTHDURFT (1955) eine erste Klärung. Es gelang ihm nachzuweisen, daß nicht die chemische Struktur der Substanz, sondern *Form und Größe der Implantate* für die Sarkogenese von grundsätzlicher Bedeutung sind.

# III. Tierexperimentelle Sarkogenese bei Fremdkörperimplantaten

Seit der Erstbeobachtung eines Fremdkörpersarkoms durch TURNER (1941) wurden in zahlreichen Experimenten mit einer *Vielzahl eingeheilter Kunststoffe, Metalle, mineralischer und biologischer Stoffe* Geschwülste bei *Ratten, Mäusen, Hamstern* und vereinzelt auch bei *Hunden* ausgelöst. Eine detaillierte Wiedergabe der einzelnen Experimente verbietet sich hier. Die tabellarische Zusammenstellung (Tabellen 1 u. 2) zeigt die bisher untersuchten Stoffe, sie orientiert über die verwendeten Tierarten, über die Lokalisation der Implantate, deren Größe und Form sowie über die erzielten Sarkome. Die hier registrierten Ergebnisse werden in den nachfolgenden Untersuchungen, soweit sie für Schlußfolgerungen und zur Ergänzung der eigenen Experimente dienlich sind, vereinzelt wiedergegeben.

## 1. Abhängigkeit von der Form

Mit *größeren, soliden Implantaten* aus verschiedenen Stoffen konnten, vorwiegend nach subcutaner Einheilung, bei Ratten, Mäusen und Hamstern *regelmäßig Sarkome* nach einer längeren Latenzzeit ausgelöst werden, aber nicht mit *pulverförmigen oder zerkleinerten Implantaten* aus denselben Stoffen. Damit wurde gezeigt, daß diese Geschwulstauslösung unabhängig von der molekularen Struktur der Stoffe erfolgen muß, wie dies zunächst angenommen wurde: bei einer durch chemische Reaktionen begründeten Carcinogenese müßten, bedingt durch die größere Oberfläche bei den pulverförmigen gegenüber gleichschweren soliden Stoffen, eher größere als kleinere Tumorzahlen auftreten. Einen Fortschritt brachten hier die Untersuchungen von NOTHDURFT (1955), der zeigen konnte, daß bei diesen

Tabelle 1. *Tierexperimentelle Fremdkörpersarkome mit Kunststoffen (I), Mineralien (II) und Metallen (III)*

*Kunststoffe (I)*

| Polymerisat | Autoren | Tierart | Lokalisation | Größe (cm) | Form | Sarkome |
|---|---|---|---|---|---|---|
| *Polyäthylen* | Oppenheimer u. a., 1952, 1953, 1955 | R+M | s. c. | 1×1, 1,8 ⌀, 1,5 ⌀ | Fo, Ge, Pu | + |
| | Druckrey u. Schmähl, 1954 | R | s. c. + i. p. | 1,8 | Fo | + |
| | Neumann, 1956 | R | s. c. | ? | Schw | + |
| | Bering u. a., 1955 | R | s. c. + subgaleal | 1,5×1,5<br>2×2 | Fo | + |
| | Bering u. Handler, 1957 | Ha | s. c. | 2×2 | Fo | + |
| | Oettel, 1958, 1963 | Hu | i. p. | — | Kugeln | + |
| | Hueper, 1959, 1961 | R | i. p. | 80 mm²—35 cm² | Würfel + Fo | + |
| | Russel u. a., 1959 | R | s. c. | 0,5×0,4 | Fo | — |
| | Schulmann u. Wiznitzer, 1963 | R | s. c. | 1 ⌀ | Fo + Ge | + |
| *Polyamide* | Oppenheimer u. a., 1952, 1953, 1955 | R | s. c. | 1,5 ⌀ | Fo + Ge | + |
| | Druckrey u. Schmähl, 1952, 1954 | R | s. c. + i. p. | 1,8 | Fo | + |
| | Anstett u. Heinze, 1955 | R | i. p. | erbsengroß | Fadenknäuel | — |
| | Schubert u. Uhlmann, 1955 | R | s. c. + i. p. | 1,05×0,5 | Faden + Fo | + |
| | Reiter, 1957 | R | s. c. + i. p. | 150 mg | Ge | — |
| | Neswetha u. Meiners, 1960 | R | s. c. | 1,2 ⌀ | Fo | — |
| *Polyester-fasern* | Oppenheimer u. a., 1952, 1953, 1955 | R | s. c. | 1,5 ⌀ | Fo + Ge | + |
| *Polymethyl-acrylat* | Zollinger, 1952 | R+M | p. r. + s. c. | — | Röhren, Stab, Fo | + |
| | Laskin u. a., 1954 | M | s. c. | 1×1 | Fo | + |
| | Oppenheimer u. a., 1952, 1953, 1955 | R | s. c. | 1,5 ⌀ | Fo | + |
| | Hattemer, 1956 | R | s. c. | 0,5 cm² | Fo | + |

Tabelle 1 (Fortsetzung)

| Polymerisat | Autoren | Tierart | Lokalisation | Größe (cm) | Form | Sarkome |
|---|---|---|---|---|---|---|
| *Polymethyl-acrylat* (Forts.) | Brunner, 1959 | R | s. c. + i. p. | 1,7 ⌀ | — | + |
| | Slais, 1959 | Kan | s. p. | 0,6×0,2 | Schw + Fo | — |
| | Stinson, 1960 | R+ Meerschw. | i. m. | 1,8 ⌀, 1,2 ⌀, 0,4 ⌀ | Fo | + |
| | Goldhaber, 1961, 1962 | M | s. c. | 1,9 ⌀ | Fo | + |
| | Klärner, 1962 | R | s. c. + i. p. | 1,6 ⌀ | Fo | + |
| | Page u. a., 1966 | R | s. c. | 0,1 $cm^2$ 0,4 $cm^2$ | Fo | + |
| | Heiss, 1968 | R | s. c. + i. p. + i. m. | 0,01–0,05 $cm^3$ | Fo + Pu | — |
| *Polypropylen* | Ott u. Vollmar, 1963, 1968 | R | s. c. | 2 ⌀, 1,2 ⌀ | Fo + Pu | + |
| *Polystyrol* | Turner, 1941 | R+M | s. c. | 1×1 | Fo | + |
| | Oppenheimer, 1953, 1955, 1958 | R | s. c. | 1,5 ⌀, 0,01×0,01, 0,02×0,02, 0,04×0,04 | Fo | + |
| | Druckrey u. Schmähl, 1954 | R | s. c. + i. p. | 1,8 ⌀ | Fo | + |
| | Nothdurft, 1955, 1958 | R | s. c. + i. p. | 1,2 ⌀ | Fo, Pu, Stab | + |
| | Riviere u. a., 1960 | R | s. c. | 1,45 ⌀ | Fo | + |
| | Hollmann, 1960 | R | s. c. | 1,45 ⌀ | Fo | + |
| *Polytetra-fluoräthylen* | Oppenheimer u. a., 1953, 1955 | R | s. c. | 1,5 ⌀, 0,02×0,02 | Fo | + |
| | Russel u. a., 1959 | R | s. c. | 0,5×0,4 | Fo | + |
| | Hueper, 1963 | M | s. c. | 1,2×1,2 | Fo | + |
| | Tomatis, 1963 | M | s. c. | 1,2×1,2, 1,5 ⌀, 2,0×2,0 | Fo, Schnipsel | + |

Tabelle 1 (Fortsetzung)

| Polymerisat | Autoren | Tierart | Lokalisation | Größe (cm) | Form | Sarkome |
|---|---|---|---|---|---|---|
| *Polyurethan* | HUEPER, 1960, 1961, 1964 | R | s. c., i. p., p. o. | 2,5×2<br>0,6×0,5 | Fo, Pu | + |
| *Polyvinyl-alkohol* | OPPENHEIMER u. a., 1955 | R | s. c. | 1,5 ⌀, 0,02×0,02 | Schw | + |
| | RUSSEL u. a., 1959 | R | s. c. | 0,5×0,4 | Schw, Fo | + |
| | HUEPER, 1959 | R | s. c. | 500 mg | Pu | + |
| | ALEXANDER u. a., sowie DUKES u. MITCHLEY, 1962 | R | s. c. | 2×2×0,2 | Schw | + |
| | DASLER u. MILLISIER, 1963 | R | s. c. | 2 ⌀ | Schw | + |
| *Polyvinyl-chlorid* | OPPENHEIMER u. a., 1952, 1953, 1955 | R | s. c. | 1,5 ⌀, 0,02×0,02<br>0,04×0,04 | Fo | + |
| | NOTHDURFT, 1955, 1956 | R | s. c. | 1,7 ⌀ | Fo, Pu | + |
| | KOGAN, 1959, 1960 | R | p. r. | 1,6×1,6, 1×1,<br>0,1×0,2 | Fo, Schnipsel | + |
| | HORN u. a., 1965 | M | s. c. | 1 ⌀ | Fo | + |
| *Zellulose-folien* | OPPENHEIMER u. a., 1948, 1952, 1953, 1955, 1962 | R | p. r. + s. c. | 2×3, 1,5 ⌀<br>0,04×0,04<br>0,01×0,01 | Fo, Fo perf. | + |
| | LASKIN u. a., 1954 | M | s. c. | 1×1 | Fo | + |
| | DRUCKREY u. SCHMÄHL, 1954, 1956 | R | s. c. + i. p. | 0,5 ⌀ | Fo | + |
| | NOTHDURFT, 1955, 1956, 1960 | R | s. c. + i. p. | 1,7 ⌀ | Fo, Fo perf.<br>Pu, Borsten | + |
| | KOGAN u. a., 1955, 1958, 1960 | R | p. r. + s. c. | 1,2×1,5<br>0,5×0,1 | Fo | + |
| | HORNING u. ALEXANDER, 1957, sowie ALEXANDER u. HORNING, 1959 | R | s. c. | 1×1, 2×2,<br>0,5×0,5 | Fo | + |

Tabelle 1 (Fortsetzung)

| Polymerisat | Autoren | Tierart | Lokalisation | Größe (cm) | Form | Sarkome |
|---|---|---|---|---|---|---|
| *Zellulose-folien* | Russel u. a., 1959 | R | s. c. | 0,5×0,4 | Fo | – |
| | Hueper, 1959 | R | s. c. | 500 mg | Pu | – |
| | Neswetha u. Meiners, 1960 | R | s. c. + i. p. | 0,6 ⌀, 12–40 mg | Fo, Pu | – |
| | Oberling, 1960 | Hü | s. c. | – | Fo | – |
| | Vasiliev u. a., 1962, sowie Ol'shevskaya, 1962, 1963, und Shabad u. a., 1962 | R | s. c. | 0,1 ⌀, 1×3, 2×3, 7×2,5 | Fo | + |
| | Studitsky, 1963 | R | i. m. | – | Fo | + |
| | Korobko, 1964 | R | s. p. | um die Tibia | Fo | + |
| *Silikone u. Gummi* | Oppenheimer u. a., 1953, 1955 | R | s. c. | 1,5 ⌀, 0,25×0,25 | Fo | + |
| | Polemann, 1955 | R | s. c. | 0,5 ⌀ | Fo | – |
| | Nothdurft, 1956, 1962, sowie Mohr, 1958, 1959 | R | s. c. | 1,8 ⌀ | Knöpfe | + |
| | Druckrey u. Schmähl, 1956 | R | s. c. + i. p. | 1 ⌀, 2 cm, 0,3 ⌀ | Fo, Röhren | + |
| | Hueper, 1959, 1964 | R | s. c. + i. p. | 1,1×0,8, 0,5 ⌀ 0,5×0,5×0,5 | Fo, Kugel, Würfel | + |
| | Merwin u. Algire, 1959 | M | s. c. | Porengröße verschieden | Diff.-Kammer | + |
| | Russel u. a., 1959 | R | p. r. + s. c. | 0,5×0,4 | Fo | + |
| | Goldhaber, 1961, 1962 | M | s. c. | Porengröße verschieden | Diff.-Kammern | + |
| | Horn u. a., 1965 | M | s. c. | 1 ⌀ | Fo | + |

Tabelle 1 (Fortsetzung)

*Mineralien (II)*

| Material | Autoren | Tierart | Lokalisation | Größe (cm) | Form | Sarkome |
|---|---|---|---|---|---|---|
| *Quarz* | Druckrey u. Schmähl, 1954 | R | s. c. + i. p. | 100 mg | Pu | + |
| *Glimmer* | Oppenheimer u. a., 1955 | R | s. c. | 1,5 ⌀ | Fo | – |
| | Hueper, 1959 | R | s. c. + i. p. | 300 mg | Pu | – |
| | Nothdurft, 1960 | R | s. c. | Pulver aus ~1½ Scheiben 2 ⌀ u. 1 mm Dicke | Pu, Fo | + |
| *Glas* | Oppenheimer u. a., 1953, 1955, 1961 | R | s. c. | 1,8×1,8 | Fo | + |
| | Druckrey u. Schmähl, 1954 | R | s. c. + i. p. | 500 mg | Pu | – |
| | Nothdurft, 1958, 1960, sowie | R | s. c. | 1,7 ⌀, 2 ⌀ | Fo | + |
| | Mohr, 1959 | | | | Pu | – |
| | Russel u. a., 1959 | R | s. c. | 0,5×0,4 | Fo | – |
| | Neswetha u. Meiners, 1960 | R | s. c. | 1,8 ⌀ | Fo | + |
| | Kogan u. a., 1960 | R | p. r. | 1,5×1, 2×1,5 | Fo | + |
| | | | | 1×1×1 | Watte | – |
| | Selye u. a., 1961 | R | s. c. | 1×3, 3×3 | Röhre | + |
| | Tomatis, 1963 | M | s. c. | 1,2×1,2 | Fo | + |
| | | | | – | Schnipsel | – |
| *Asbest* | Nordmann u. Sorge, 1941 | M | inhal. | – | Pu | + (Lungen-Ca.) |
| | Hueper, 1952, 1955, 1958 | R | i. o. + i. pl., Nebenhöhlen | – | Suspension | – |
| | Schmähl, 1958 | R | s. c. + i. p. | 150 mg | Fasern | + |
| | | | | 0,2×0,2 | Schnipsel | + |

Tabelle 1 (Fortsetzung)

*Metalle (III)*

| Material | Autoren | Tierart | Lokalisation | Größe (cm) | Form | Sarkome |
|---|---|---|---|---|---|---|
| *Platin* | NOTHDURFT, 1955, 1956, 1958, 1960 | R | s. c. + i. p. | 1,7 ⌀ | Fo | + |
| | | | s. c. | 0,1 | Schnipsel | — |
| | HACKMANN, 1959 | R | s. c. | 1×2 | Fo | + |
| *Gold* | NOTHDURFT, 1955, 1956, 1958, 1960 | R | s. c. + i. p. | 1,7 ⌀ | Fo | + |
| | | | s c. | 0,1 | Schnipsel | — |
| | HECHT, 1956 | R | s. c. | 1,7 ⌀ | Fo | + |
| | SCHMÄHL u. STEINHOFF, 1960 | R | s. c. + i. v. | 40 Injekt. 1× wöchentl. | kolloide Lösung | — |
| *Silber* | NOTHDURFT, 1955, 1956, 1958, 1960 | R | s. c. + i. p. | 0,4 ⌀, 1,7 ⌀, 2 ⌀ | Fo | + |
| | | | s. c. | 0,1 | Schnipsel | — |
| | OPPENHEIMER u. a., 1956, 1958 | R | s. c. | 1,5 ⌀ | Fo | + |
| | MITCHELL u. a., 1959, 1960 | R | s. c. | 0,2×0,2 | Fo | — |
| | SCHMÄHL u. STEINHOFF, 1960 | R | s. c. + i. v. | 40 Injekt. 1× wöchentl. | kolloide Lösung | + |
| | BECKER u. a., 1967 | R | s. c. | 1,1 ⌀ | Fo | — |
| *Quecksilber* | DRUCKREY u. a., 1957 | R | i. p. | 0,1 ml | metall. | + |
| *Chrom* | SCHINZ u. UEHLINGER, 1942 | Kan | i. o. | 0,1—0,15 g | Pu | + |
| | HUEPER, 1955 | R | i. o. + i. pl. + i. v. + i. p. | 45 mg wiederholt injiz. | Suspension | + |
| *Eisen u. Stahl* | OPPENHEIMER u. a., 1956, 1958 | R | s. c. | 1,5 ⌀ | Fo | + |
| | ZOLLINGER, 1962 | R | i. m. | 20 Injekt. 50 mg | Pu | + |
| | BECKER u. a., 1967 | R | s. c. | 1,1 ⌀ | Fo | + |

Tabelle 1 (Fortsetzung)

| Material | Autoren | Tierart | Lokalisation | Größe (cm) | Form | Sarkome |
|---|---|---|---|---|---|---|
| *Nickel* | Hueper, 1952, 1955, 1958 | R | i. o., i. pl., i. v. | 50 mg | Pu | + |
| | | Meerschw. | inhal. | — | Pu | Lungentu. |
| | | Kan | i. o | 0,25 ml; 43,8% | Pu | + |
| | Mitchell u. a., 1959, 1960 | R | s. c. | 0,2×0,2 | Fo | + |
| | Gilmann u. Herchen, 1963 | R | i. m. | 1,1 ⌀, 10 mg, 0,3×0,5 | Fo, Pu Schnipsel | + |
| *Zinn* | Oppenheimer u. a., 1954, 1956, 1958 | R | s. c. | 1,5 ⌀ | Fo | — |
| | Becker u. a., 1967 | R | s. c. | 1,1 ⌀ | Fo | — |
| | Ott, 1968 | R | s c. | 1,7 ⌀ | Fo | + |
| *Tantal* | Oppenheimer u. a., 1956, 1958 | R | s. c. | 1,5 ⌀ | Fo | + |
| *Vitallium* (Co+Ni+Cr) | Oppenheimer u. a., 1956, 1961 | R | s. c. | 1,5 ⌀ | Fo | + |
| | Mitchell u. a., 1959 | R | s. c. | 0,2×0,2 | Fo | — |
| *Kobalt* | Schinz u. Uehlinger, 1942 | Kan | i. o. | 0,1—0,15 g | Pu | + |
| | Heath, 1956, 1962 | R | i. m. + i. pl. | — | Pu | + |

*Zeichenerklärung:* Ha = Hamster, Hu = Hund, Hü = Hühner, Kan = Kaninchen, M = Maus, Meerschw = Meerschweinchen, R = Ratte, i. m. = intramuskulär, inhal. = inhaliert, i. o. = intraossär, i. p. = intraperitoneal, i. pl. = intrapleural, i. v. = intravenös, p. r. = perirenal, s. c. = subcutan, s. p. = subperiostal, ⌀ = Durchmesser, Fo = Folie oder Scheibe, Fo. perf. = Folie perforiert, Ge = Gewebe, Pu = Pulver, Schw = Schwamm.

Tabelle 2. *Tierexperimentelle Fremdkörpersarkome mit biologischen Stoffen*

| Material | Autoren | Tier-Art | Tier-Zahl | Lokalisation | Zahl d. Impl. | Größe | Form | Vers.-Dauer (Monate) | TU. Zahl | Anmerkungen |
|---|---|---|---|---|---|---|---|---|---|---|
| Holz | Oppenheimer u. a., 1955 | R | — | s. c. | 2 | 1,5 ∅ | Fo | — | 0 | |
| Baumwolle | Körbler, 1951, 1961 | R | 200 | s c. | 1 | 1 cm³ | Pu.-Suspens. | 3 | 6 | Carcinome, Brustdr.? |
| Leinen | Oppenheimer u. a., 1953, 1955 | R | 50 | s. c. | 2 | 1,5 ∅ | Watte | — | 0 | |
| Flachs | | R | 5 | s. c. | 1 | 1,5 ∅ | Ge | — | 0 | |
| Seide | Oppenheimer u. a., 1955 | R | 50 | s. c. | 2 | 1,5 ∅ | Fo (unregelm.) | 18 | 6 | |
| Elfenbein | Nothdurft | R | 69 | 8 s. c. + 4 i. p. | 12 | 1,7 ∅ | Fo | 23 | 52 | |
| Keratin (Tiernägel) | Oppenheimer u. a., 1955 | R | ? | s. c. | 2 | — | Fo | — | 0 | |
| Knochen maceriert | Ott u. Jansen, 1966, 1968 | R | 51 | s. c. | 8 | 1,5 ∅; 0,2 | Kompakta | 24 | 26 | |
| | | R | 53 | s. c. | 8 | 1,5 ∅; 0,2 | Kompakta durchb. | 24 | 25 | |
| | | R | 45 | s. c. | 8 | 1,5 ∅; 0,2—0,4 | Spongiosa | 24 | 53 | |
| | | R | 39 | s. c. | 8 | 1,5 ∅; 0,2—0,4 | Spongiosa + Kompakta | 24 | 39 | |
| | Maatz, 1968 | R | 20 | s. c. | 8 | 1,5 ∅; 0,12 | Kompakta | 24 | 6 | |
| | | R | 20 | s. c. | 8 | 1,5 ∅; 0,12 | Spongiosa | 24 | 15 | |
| | | R | 10 | s. c. | 8 | — | Pu | 24 | — | 1 Fibrom |
| | | R | 25 | i. m. | 1 | 1,2; 0,4 ∅ | Spongiosa | 24 | 1 | 1 Fibrom |
| | | R | 60 | subgaleal | 1 | 1 ∅; 0,12 | Spongiosa | 24 | 0 | |
| heteroplast. | Ott u. Jansen, 1966 | R | 5 | s. c. | 2 | 1,5 ψ; 0,2 | Spongiosa | 24 | 1 | |

Tabelle 2 (Fortsetzung)

| Material | Autoren | Tier- Zahl | Art | Lokalisation | Zahl d. Impl. | Größe | Form | Vers.-Dauer (Monate) | TU. Zahl | Anmerkungen |
|---|---|---|---|---|---|---|---|---|---|---|
| Kollagen | SCHUBERT u. UHLMANN, 1955 | R | 108 | s. c. | 1 (10) | 1 cm | Faden | 10 | 1 | „Collafil“ |
| | OPPENHEIMER u. a., 1955 | R | ? | s. c. | 2 | ? | Fo | ? | 0 | |
| | OTT, 1968 | R | 50 | s. c | 8 | 1,7 Ø | Fo | 16 | 0 | resorb. chromiert |
| | | R | 49 | s. c. | 8 | 1,7 Ø | Fo | 18 | 1 | unresorb. chromiert |
| | | R | 59 | s. c. | 8 | 1,7 Ø | Fo | 18 | 0 | resorb. |
| | | R | 59 | s. c. | 8 | 1,7 Ø | Fo | 18 | 0 | schwer resorb. |
| | | R | 50 | s. c. | 8 | 1,7 Ø | Schw. (Lunge) | 20 | 0 | resorb. |
| | | R | 50 | s. c. | 8 | 1,7 Ø | Schw. (Lunge) | 20 | 0 | resorb. chrom. |
| | | R | 50 | s. c. | 8 | 1,7 Ø | Schw. (Lunge) | 20 | 2 | unresorb. chrom. |
| | | R | 41 | s. c. | 2 | 1,7 Ø | Schw. (Lunge) | 20 | 0 | unresorb. chrom. |

Zeichenerklärung: R = Ratte; Schw = Schwein; s. c. = subcutan; i. p. = intraperitoneal. Ø = Durchmesser. Fo = Folie; Ge = Gewebe; Pu = Pulver.

Substanzen die chemische Struktur weitgehend belanglos ist gegenüber der Größe und Form der Implantate. Praktisch alle Stoffe, selbst Edelmetalle in Folien- oder Scheibenform, können von einer gewissen Größe an zur Sarkombildung führen.

Diese Experimente wurden von NOTHDURFT (1955, 1956, 1961) an insgesamt 1104 Wistar-Ratten durchgeführt. In verschiedenen Tierserien wurden 7 Stoffe als dünne unperforierte oder perforierte Rundscheiben von 1,7 cm Durchmesser, oder in Form von Stäbchen, Kugeln und Pulver subcutan implantiert. In der Veröffentlichung von 1955 konnte er über 163, in der von 1956 bereits über 550 Sarkome berichten. Die Tumorausbeute zeigte eine eindeutige Formabhängigkeit. Unperforierte Scheiben ergaben die höchste Tumorquote, sie war markant niedriger bei perforierten Scheiben, während bei pulverförmigen Implantaten fast keine Sarkome mehr auftraten. Auch mit Gold, Silber, Platin und Elfenbein konnten in Scheibenform bei Ratten und Mäusen gleich viele Sarkome erzielt werden.

Ebenfalls 1955 veröffentlichten OPPENHEIMER u. Mitarb. ihre Versuchsergebnisse nach der subcutanen Einheilung von verschiedenen Kunststoffen bei Ratten. Sie fanden gleichfalls eine unterschiedliche Sarkomausbeute mit Kunststoffen in Folienform gegenüber Geweben und staubförmigen Implantaten. Sie versuchten aber zunächst noch, an der Hypothese einer ursächlichen Bedeutung freier Radikale der Makromoleküle festzuhalten. Bereits 1956 betonen sie aber die Abhängigkeit der Sarkomgefährdung von der Form des Implantats.

Eine Reihe weiterer Experimente bestätigt, daß zahlreiche andere Fremdkörper staubförmig nur selten, in Folienform recht häufig Tumoren verursachen (VASILIEV, OL'SHEVSKAJA, RAIKLIN u. IVANOVA, 1962, OL'SHEVSKAJA, 1962, TOMATIS, 1963, u. a.).

Diese Feststellung konnten wir bei männlichen E 3-Ratten mit *subcutan eingeheiltem Polypropylen* bestätigen (OTT, VOLLMAR u. HIERONYMI, 1963).

270 Ratten wurden insgesamt *2160 Polypropylen-Implantate subcutan* jedem Tier eingepflanzt. Diese Versuche gliedern sich in *4 Gruppen:*

*Versuchsgruppe I:* 70 Ratten erhielten je 8 scheibenförmige Implantate von 2 cm Durchmesser und 0,2 cm Dicke, die auf Lebenszeit belassen wurden.

*Versuchsgruppe II:* Bei 60 Ratten wurden die gleich großen Scheiben, wiederum 8 Stück pro Tier, 8 Monate nach Versuchsbeginn wieder entfernt, wobei die bindegewebige Fremdkörperkapsel belassen wurde.

*Versuchsgruppe III:* Bei 67 Tieren wurden diese 8 Polypropylenscheiben je Ratte auf Lebenszeit belassen. Sie erhielten aber zusätzlich 2—3 Wochen nach der Implantation 600 r Ganzkörperbestrahlungen in 3 Einzeldosen von je 200 r Röntgenstrahlen in zweitägigem Abstand.

*Versuchsgruppe IV:* 70 Tieren wurde das Polypropylen mit etwa gleichem Gewicht als feinstes Pulver subcutan implantiert und auf Lebenszeit belassen.

*Versuchsanordnung bei den Experimenten mit Fremdkörpersarkomen:* Bei den Experimenten mit Polypropylen (Tierserie I—IV) wurden männliche E 3-Ratten (Versuchstierzucht Hannover, Prof. Dr. SPIEGEL) 3 Monate alt, mit einem Körpergewicht von 80—120 g, verwendet. Die Tiere wurden durch eine intraperitoneale Injektion von 0,2—0,3 cm³ einer 0,5%igen Evipanlösung anästhesiert. Nach vorheriger Enthaarung und Desinfektion der Haut mit Alkohol wurden in der Medianlinie des Rückens 3 etwa 1,5 cm lange Hautschnitte und ein gleich großer auf der Abdominalseite angebracht. Mit der Präparierschere wurde sodann nach beiden Seiten je eine subcutane, epifasciale Tasche gebildet, in die jeweils ein Implantat eingelegt wurde. Der Wundverschluß erfolgte mit 2—3 Klammern, die eine Woche später entfernt wurden. Die Sterilisierung der Fremdkörper erfolgte bei 100—120° C für 2—3 Std. Die Ratten wurden mit Abfällen aus der Klinikküche gefüttert. Jeweils 5—10 Tiere wurden in Drahtkäfigen bei Zimmertemperatur gehalten und in 2—4wöchentlichem Abstand auf lokal entstandene Tumoren kontrolliert. In den Versuchen mit Polypropylen wurden diese Tumoren excidiert, das Tier aber bis zum ersten Rezidiv im Versuch belassen. So konnten beim gleichen Tier bis zu 5 lokale Sarkome erzielt werden. In den übrigen Versuchsserien töteten wir die Ratten mit dem Auftreten des ersten Tumors. Entnommene Gewebe wurden in Formalin fixiert und nach Anfertigung mehrerer Färbungen histologisch befundet. Die Morphologie der Einheilungsvorgänge ließ sich bei den Tieren gewinnen, die aus anderen Ursachen verendeten; z. T. wurden ergänzende Versuchsreihen hierzu durchgeführt.

Anästhseie, Desinfektion, Schnittführung und Wartung der Tiere war in allen Tierversuchen gleich. In den Versuchsgruppen V—IXX wurden nur noch männliche Wistar-Ratten im Alter von 3 Monaten verwendet.

Zunächst interessiert ein Vergleich der Versuchsergebnisse bei scheibenförmigen Implantaten (Versuchsgruppe I) mit denen bei pulverförmigen (Versuchsgruppe IV). Hier wurden die Ergebnisse in einer Probit-Analyse * untersucht.

Die Sarkomgefährdung ist in den beiden Versuchsgruppen verschieden, die *Sarkomausbeute ist ungleich geringer bei den pulverförmigen gegenüber den scheibenförmigen Implantaten* (Tabelle 3, Abb. 1). Die vereinzelten Sarkome bei pulverförmig subcutan eingeheiltem Polypropylen haben eine wesentlich *längere Latenzzeit* (Tabelle 5), und *die Zunahme der Sarkomgefährdung in Abhängigkeit von der Versuchsdauer ist deutlich geringer* als diejenige bei den soliden Scheiben. Diese Feststellungen sind bei einem Signifikanzniveau von 0,05 statistisch gesichert. Bei den scheibenförmigen Implantaten wurde das erste Sarkom nach 7 Monaten, bei den pulverförmigen erst nach 11 Monaten beobachtet. 112 Sarkome mit scheibenförmigem Polypropylen stehen nur 5 mit pulverförmigem gegenüber. Es bleibt hier zu erwähnen, daß diese pulverförmigen Implantate teilweise in der Wunde verklumpt waren und dann als harte Knüppel imponierten.

Die unterschiedliche Sarkomausbeute in *Abhängigkeit von der Form* steht in einer auffallenden *Beziehung zu histologisch nachweisbaren Unter-*

---

* Die Probit-Analysen unserer Versuche wurden am Institut für Dokumentation, Information und Statistik (Direktor: Prof. Dr. G. Wagner) des Deutschen Krebsforschungszentrums Heidelberg mit Hilfe einer IBM-360/30 durchgeführt. Für diese Untersuchungen habe ich Frau G. Braun zu danken.

Tabelle 3. *E 3-Rattenversuche mit Polyprophylenscheiben von 1,7 cm Durchmesser subcutan implantiert. Zahl der überlebenden Ratten, der noch im Versuch befindlichen Implantate sowie der beobachteten Sarkome in Abhängigkeit von der Versuchsdauer*

| | | Versuchsdauer (Monate) | Start | 7 | 8 | 9 | 10 | 11 | 12 | 13 | 14 | 15 | 16 | 17 | 18 | 19 | 20 | 21 | 22 | 23 | 24 |
|---|---|---|---|---|---|---|---|---|---|---|---|---|---|---|---|---|---|---|---|---|---|
| I = A | Scheiben belassen | (0) Überlebende Ratten | 70 | 58 | 57 | 57 | 56 | 50 | 46 | 37 | 35 | 30 | 21 | 17 | 12 | 9 | 4 | 1 | — | — | — |
| | | (1) Zahl d. verbliebenen Implantate (ohne nachweisbare Tumoren) | 560 | 419 | 401 | 399 | 395 | 352 | 322 | 255 | 243 | 205 | 141 | 112 | 74 | 54 | 22 | 5 | — | — | — |
| | | (2) bislang beobachtete Zahl von Sarkomen | — | 1 | 3 | 5 | 8 | 14 | 29 | 38 | 55 | 65 | 85 | 90 | 100 | 106 | 110 | 112 | 112 | 112 | 112 |
| | | (3) = (1) + (2) | 560 | 420 | 404 | 404 | 403 | 366 | 351 | 293 | 298 | 270 | 226 | 202 | 174 | 160 | 132 | 117 | — | — | — |
| II = B | Scheiben entfernt nach 7 Monaten | (0) Überlebende Ratten | 60 | 50 | 50 | 50 | 49 | 47 | 47 | 43 | 41 | 32 | 25 | 22 | 18 | 9 | 5 | 1 | — | — | — |
| | | (1) Zahl d. verbliebenen Implantate (ohne nachweisbare Tumoren) | 480 | 350 | 350 | 350 | 342 | 329 | 329 | 301 | 284 | 219 | 161 | 138 | 109 | 54 | 31 | 8 | — | — | — |
| | | (2) bislang beobachtete Zahl von Sarkomen | — | — | — | — | 2 | 9 | 14 | 21 | 34 | 39 | 57 | 68 | 79 | 86 | 86 | 88 | 88 | 88 | 88 |
| | | (3) = (1) + (2) | 480 | 350 | 350 | 350 | 344 | 338 | 343 | 322 | 318 | 258 | 218 | 206 | 188 | 140 | 117 | 96 | — | — | — |
| III = C | Scheiben belassen und Röntgenbestrahlung | (0) Überlebende Ratten | 67 | 29 | 28 | 28 | 28 | 26 | 23 | 20 | 18 | 13 | 8 | 6 | 5 | 1 | — | — | — | — | — |
| | | (1) Zahl d. verbliebenen Implantate (ohne nachweisbare Tumoren) | 536 | 174 | 163 | 160 | 159 | 153 | 133 | 112 | 98 | 68 | 40 | 28 | 21 | 4 | — | — | — | — | — |
| | | (2) bislang beobachtete Zahl von Sarkomen | — | — | — | — | 2 | 11 | 16 | 24 | 34 | 40 | 40 | 43 | 44 | 45 | 45 | 45 | 45 | 45 | 45 |
| | | (3) = (1) + (2) | 536 | 174 | 163 | 160 | 161 | 164 | 149 | 136 | 132 | 108 | 80 | 71 | 65 | 49 | — | — | — | — | — |
| IV = D | Pulver implantiert | (0) Überlebende Ratten | 70 | 60 | 57 | 55 | 54 | 48 | 45 | 42 | 35 | 29 | 27 | 26 | 22 | 19 | 16 | 10 | 9 | 5 | 4 |
| | | (1) Zahl d. verbliebenen Implantate (ohne nachweisbare Tumoren) | 560 | 480 | 456 | 440 | 432 | 384 | 360 | 335 | 278 | 230 | 215 | 207 | 176 | 152 | 128 | 80 | 72 | 40 | 32 |
| | | (2) bislang beobachtete Zahl von Sarkomen | — | — | — | — | — | 1 | 1 | 2 | 4 | 4 | 4 | 4 | 4 | 5 | 5 | 5 | 5 | 5 | 5 |
| | | (3) = (1) + (2) | 560 | 480 | 456 | 440 | 432 | 385 | 361 | 337 | 282 | 234 | 219 | 211 | 180 | 157 | 133 | 85 | 77 | 45 | 37 |

*schieden* bei der Einheilung dieser Kunststoffe. Dieselbe erfolgt stets entsprechend den morphologischen und biochemischen Vorgängen jeder Wundheilung in mehreren Phasen. Dabei ist eine exsudative, eine proliferative und eine Phase der Vernarbung zu unterscheiden. Der Fremdkörper ist stets eine Komplikation für die Wundheilung. Die histologisch erkennbaren Reaktionen zeigen dabei vor allem *zeitliche* und *quantitative, nicht so qualitative Unterschiede,* je nachdem ob der Stoff mehr oder weniger reizlos einheilt, resorbiert oder nach einer gewissen Zeit wieder entfernt wird.

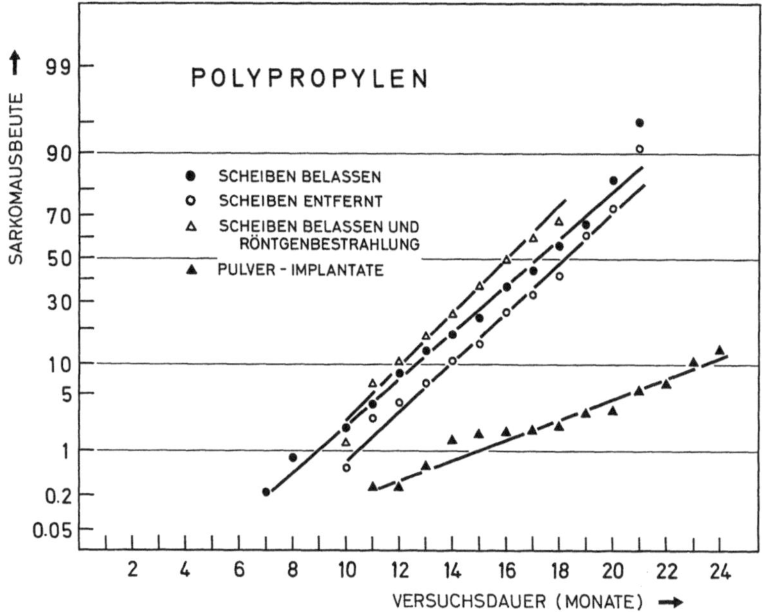


Abb. 1. Sarkomausbeute in Abhängigkeit von der Versuchsdauer bei Polypropylen-Implantaten in verschiedenen Versuchsreihen, aufgezeichnet im Wahrscheinlichkeitsnetz

Bei subcutanen Implantaten von chemisch stabilen Fremdkörpern, wie inerten Kunststoffen, ist die lokale Bindegewebsreaktion auch von der Form des Implantates abhängig. Implantatgröße, Oberflächenbeschaffenheit, Porosität, Zahl der Implantate, Gewebsverträglichkeit, Verweildauer des Fremdkörpers, Implantationsort, Tierart und -stamm sowie eventuell zusätzliche Schädigungsfaktoren in der Wundheilung sind gleichermaßen bedeutungsvoll für den zeitlichen Ablauf und das Ausmaß der verschiedenen Phasen der Wundheilung, für die Quantität des gebildeten Narbengewebes, sowie für die damit offensichtlich in Relation stehende spätere Sarkomgefährdung.

Die *Einheilung solider, inerter Kunststoffe* ist vielfach untersucht worden. Die histologischen Befunde in den eigenen Versuchen entsprechen den Angaben dieser Autoren (DANISHEFSKY u. a., 1958, 1959; OPPENHEIMER u. a., 1959; MOHR, 1959; OL'SHEVSKAJA, 1962, 1963; CONTZEN, 1963, 1967, u. a.). Dabei imponiert vor allem die stets nachweisbare Ausbildung einer den Fremdkörper fest umschließenden *fibrösen Kapsel.*

Nach *pulverförmigen Kunststoffimplantaten* finden sich hiervon erheblich abweichende Befunde. Die Ausbildung einer bindegewebigen, fibrösen *Kapsel unterbleibt* (Abb. 13).

Die kollagenen Fasern bleiben locker und zeigen keine vergleichbare Schrumpfungstendenz. Die proliferative Phase der Wundheilung setzt sich über eine längere Zeit fort (OPPENHEIMER u. a., 1961). Diese *fehlende oder mangelnde Narbenbildung* steht in auffallender Relation zur weitgehend fehlenden Sarkomgefährdung bei pulverförmigen Implantaten. Wird ein solcher Kunststoff vor dem 6. Monat wieder entfernt, so schwindet nach und nach das Kapselgewebe wieder vollständig. Wird in diese Bindegewebstasche aber innerhalb dieser Zeitspanne das solide gegen ein pulverförmiges Implantat ausgewechselt, so wandelt sich die Struktur innerhalb von Monaten in Bindegewebsstrukturen um, wie sie den primär pulverförmigen Implantaten entspricht. In beiden Fällen kommt es nicht zur Sarkombildung.

VASILIEV u. a. (1962) fanden auch mit Zellophanschnipseln gegenüber -folien quantitativ und auch qualitativ unterschiedliche Einheilungsvorgänge. Um die *Schnipsel* waren die *Vernarbungsvorgänge verlangsamt,* die Kapselschichten zudem dünner mit vermehrtem Zellgehalt. Eine bleibende Kapsel aus kollagenen Fasern bildete sich nur um Folien, nicht aber um diese kleinen Kunststoffpartikel. In den ersten Monaten gebildete kollagene Fasern verschwanden teilweise wieder nach 12 und mehr Monaten (OL'SHEVSKAJA, 1963).

In vergleichbaren Experimenten mit verschiedenen Stoffen unterschiedlicher Form zeigten sich histologisch keine qualitativen, aber durchaus quantitative Unterschiede hinsichtlich der notwendigen Zeit und der Menge der entstehenden avasculären Narben. Dabei sind dieselben Faktoren bedeutungsvoll, welche auch eine unterschiedliche Sarkomgefährdung bedingen. Diese überraschende Relation zwischen der Quantität des präsarkomatösen Kapselgewebes und der späteren Sarkomgefährdung wird in den folgenden Abschnitten weiter dargelegt werden.

*Zusammenfassend* ist festzustellen, daß Fremdkörperimplantate unabhängig von der chemischen Struktur Sarkome auslösen, wobei die Form Bedeutung für die Sarkomgefährdung hat.

Histologisch finden sich Unterschiede bei der Einheilung von pulverförmigen gegenüber soliden Kunststoffen. Die Menge des Narbengewebes ist bei soliden Fremdkörpern größer, die Proliferationsphase kürzer, nur um solide Flächen findet sich die Ausbildung einer fibrösen Kapsel.

Es sind damit ergänzende Experimente notwendig geworden, um festzustellen, von welchen anderen Momenten neben der soliden bzw. pulverförmigen Struktur diese Sarkogenese abhängt. Größe, Kanten und Wölbungen, Glätte der Oberfläche bzw. Porosität und Konsistenz sind die zu untersuchenden Faktoren.

### a) Bedeutung der Implantatgröße

Zahlreiche Tierexperimente lassen die summarische Feststellung zu: *Je größer die Implantate* sonst gleicher eingeheilter Fremdkörper sind, *desto größer ist die hierdurch bedingte Sarkomgefährdung;* jedenfalls dürfte diese Regel für Implantate bis 2,5 cm Durchmesser gelten.

Unter einer Oberflächengröße von 1 $cm^2$ können mit den verschiedenen implantierten Stoffen nur noch vereinzelt Tumoren ausgelöst werden (Tabelle 2) (LASKIN, ROBINSON u. WEINMANN, 1954; POLEMANN, 1955; ANSTETT, 1955; ALEXANDER u. HORNING, 1959; RUSSEL, SIMMERS, HIRST u. PUDENZ, 1959; NESWETHA u. MEINERS, 1960; NOTHDURFT, 1960; HUEPER, 1961; VASILIEV, OL'SHEVSKAJA, RAIKILIN u. IVANOVA, 1962; OL'SHEVSKAJA, 1962, 1963, u. a.).

Flächenförmige, geschlossene Fremdkörper zeigen dementsprechend eine größere Sarkomgefährdung als Implantatformen von gleichem Gewicht, aber mit kleinerer Oberfläche, wie z. B. Kugeln, Würfel, Stäbchen, Borsten u. a. (NOTHDURFT, 1955, 1956; OPPENHEIMER, DANISHEFSKY, STOUT u. EIRICH, 1955; HUEPER, 1961, u. a.).

POLEMANN (1955) konnte mit Rundscheiben aus 5 Sorten handelsüblichen Silikonkautschuks von 5 mm Durchmesser und 1—1,5 mm Dicke keine Sarkome auslösen, obwohl 29 der 50 Ratten mit je 2 Implantaten über 18 Monate überlebten. Demgegenüber erzielten OPPENHEIMER u. Mitarb. (1955) ebenfalls mit Silikonkautschuk („silastic") 14 Sarkome bei 35 Ratten, welche mehr als 10 Monate überlebten. Hierbei hatte das Einzelimplantat allerdings einen Durchmesser von 1,5 cm.

Aufschlußreich sind die Ergebnisse von ALEXANDER und HORNING (1958, 1959). Sie implantierten Zellophanscheiben von 0,4 mm Dicke aber unterschiedlicher Kantenlänge. Bei 2 cm Kantenlänge konnten sie 10 Sarkome bei 18 Ratten, bei 1 cm Kantenlänge nur 6 Sarkome bei 18 Tieren und bei 0,5 cm Kantenlänge gar nur 1 Sarkom bei insgesamt 22 Tieren, die 12 Monate überlebten, feststellen. Diese Versuche zeigten zudem eine Abhängigkeit der durchschnittlichen Latenzzeit von der Implantatgröße.

Eindeutig sind die Versuche von HUEPER (1961). Er ermittelte die Sarkomausbeute bei Polyäthylen-Implantaten gleichen Gewichts aber unterschiedlicher Oberfläche. Es wurden jeweils Implantate von 65 mg in Würfel-, Scheiben- oder Folienform implantiert. Die Fremdkörper hatten eine Oberfläche von 80 $mm^2$, 226 $mm^2$ und 35 $cm^2$. Es ergab sich eine eindeutige Abhängigkeit der Tumorquote von der Oberflächengröße in den Versuchsserien mit jeweils 30 Tieren. Die Tumorausbeute betrug nach 18 Monaten bei den würfelförmigen Implantaten 0,4%, bei den Scheibenimplantaten 4,3% und bei den größten, folienförmigen Kunststoffen 12%.

Subcutane Implantationen bei Ratten mit Zellophan unterschiedlicher Größe wurden von OL'SHEVSKAJA (1962) durchgeführt. Schnipsel lösten keine Tumorbildungen aus. Scheiben von $1 \times 3$ cm ergaben eine Tumorausbeute von $3{,}2 \pm 1{,}0\%$. Bei einer Implantatgröße von $2 \times 3$ cm stieg die Tumorquote auf $16{,}6 \pm 6{,}3\%$ an. Diese Tumorzahlen nahmen aber bei noch größeren Implantaten nicht mehr meßbar zu, bei einer Implantatgröße von $2{,}5 \times 7$ cm betrug die Tumorquote $16{,}6 \pm 6{,}9\%$.

SELYE, PRIORESCHI u. BARATH (1961) untersuchten Glasröhrchen in zwei Größen, die an den Enden offen waren, von 1 : 3 cm und 3 : 3 cm, nach ihrer subcutanen Implantation bei Ratten. Nach einem Jahr waren bei einer von 13 Ratten mit den kleineren und bei 14 der 16 Ratten mit den größeren Implantaten Sarkome zu beobachten.

Ungeklärt ist die Frage, ob es eine *Mindestfläche* gibt, bei deren Unterschreitung keine Sarkome mehr auftreten.

Nothdurft (1956) nimmt aufgrund der bis dahin bekannten Experimente an, daß die Mindestfläche für nennenswerte, vor dem 18. Versuchsmonat einsetzende Sarkomausbeuten mit Rundscheiben von 5 mm Durchmesser bereits unterschritten sei. Die kritische Implantatgröße sei demnach in Scheiben von mehr als 5 mm, jedoch weniger als 15 mm zu suchen. Seine Feststellung, daß „die Existenz einer — entsprechend definierten — Mindestfläche aber nicht mehr zweifelhaft ist", bedarf des schlüssigen experimentellen Nachweises für alle Fremdkörper. Jedenfalls werden auch bei pulverförmigen und kleinen Schnipselimplantaten immer wieder vereinzelte Sarkome beobachtet, wobei nicht gesichert ist, daß diese Implantate durch Pressen zu größeren Klumpen verschmolzen waren.

So hypothetisch eine exakte untere kritische Implantatgröße ist, so unklar ist bisher eine zunehmende Sarkomgefährdung durch Implantate von über 2 cm Durchmesser. Die bisherigen Experimente zeigen nur, daß Scheiben oder Folien von 10—20 mm Durchmesser regelmäßig Sarkome nach ihrer subcutanen Einheilung auslösen und daß innerhalb dieser Grenzen die Sarkomgefährdung mit der Größe der Implantate zunimmt.

Ungeklärt ist zudem das Problem, ob derartige *kritische minimale und maximale Implantatgrößen* für verschiedene Tierarten unterschiedlich sind und ob sie an verschiedenen Körperstellen oder in verschiedenen Geweben differieren. Hierzu fehlen die notwendigen umfangreichen Tierexperimente.

Man darf aufgrund der bisher vorliegenden Experimente annehmen, daß sich *mit der abnehmenden Implantatgröße die Latenzzeit* der Geschwulstauslösung *verlängert,* so daß bei kleineren Fremdkörpern viele Versuchstiere die Geschwulstbildung nicht mehr erleben.

Die eigenen Tierexperimente lassen zu dieser Frage keine bindenden Schlüsse zu, weil bei sonst gleicher Versuchsanordnung Polypropylenscheiben von 2 cm Durchmesser (Versuchsgruppe I-A) und 1,2 cm (Versuchsgruppe XIX-T) bei Ratten verschiedener Stämme untersucht wurden. Hier wurde mit Polypropylenscheiben von 2 cm Durchmesser bei E 3-Ratten eine wesentlich höhere Sarkomquote erzielt im Vergleich zu den 1,2 cm großen Scheiben bei Wistar-Ratten. Bei den kleineren Polypropylenscheiben war die Latenzzeit deutlich länger, hier wurde das erste Sarkom erst nach 12 Monaten (Tabelle 12), bei den größeren Scheiben bereits nach 7 Monaten Versuchsdauer (Tabelle 3) beobachtet.

*Morphologisch* finden sich weder qualitative noch quantitative Unterschiede bei der subcutanen Einheilung solider Fremdkörperscheiben unterschiedlicher Größe zwischen 1 und 3 cm Durchmesser. Die Implantatgröße und -dicke haben keine meßbare Bedeutung für die Stärke der fibrösen Kapsel (Contzen, 1963, 1967; Irmer u. Seling, 1966, u. a.). *Die gebildete Menge des Narbengewebes bei verschieden großen Fremdkörpern steht damit in einer direkten Beziehung zur Oberflächengröße.* Je größer die Oberfläche eines soliden Implantates ist, desto mehr Kapselgewebe wird gebildet. Die mit der Implantatgröße zunehmende Sarkomgefährdung steht also ebenfall in Relation zur unterschiedlichen Quantität des hierbei gebildeten avascu lären Narbengewebes.

Diese Ergebnisse erlauben *zusammenfassend* — unter Beachtung de: fehlenden Kenntnis einer eventuell kritischen unteren und oberen Implantat größe — die Feststellung: Je größer die geschlossene Implantatfläche eine gleich schweren, eingeheilten Fremdkörpers ist, desto mehr Narbengeweb wird gebildet und desto höher ist die Sarkomgefährdung.

## b) Abhängigkeit von der Oberflächenbeschaffenheit und Konsistenz

Für die Sarkomgefährdung eines eingeheilten Fremdkörpers ist zuden die Struktur der Oberfläche bedeutsam. Hierzu gibt es bislang nur wenig experimentelle Ergebnisse. Kunststoffimplantate mit *konkaven Oberfläche* zeigen aber eine *größere Sarkomausbeute* gegenüber solchen mit gleich gro ßen planen Flächen.

Die Experimente von NOTHDURFT (1960, 1961) sichern diese Feststellung Knopfförmige subcutane Implantate aus Silikonkautschuk mit mehreren Konkavi täten lieferten eindeutig höhere Sarkomzahlen gegenüber gleich großen glatte Rundscheiben. Bei den Implantaten mit Konkavitäten bildeten sich zudem di Sarkome rascher. Knöpfe aus einem harten Polyäthylen gleicher Form ergaben di gleichen Versuchsergebnisse.

Zu dieser Frage sind die Ergebnisse von HUEPER (1959) wenig zuverlässig Er implantierte Kunststoffwürfel von 0,5 cm Kantenlänge und Kugeln mit diesen Durchmesser Ratten subcutan. Bei den Würfeln war eine gute Sarkomausbeute zu beobachten, während nur 1 Sarkom bei 60 Tieren mit Kugelimplantaten auftrat Kein Fremdkörper verursachte aber nach der intraperitonealen Einpflanzung eine Tumor. Dabei ist festzustellen, daß in den beiden Versuchsserien nicht nur di Form variierte, sondern auch der verwendete Kunststoff. Die Deutung der Ver suchsergebnisse muß also willkürlich bleiben (CLAYSON, 1962).

Welche kritische Größe und Tiefe eine Konkavität haben muß, um di Sarkomquoten meßbar zu verändern, ist unklar. Eine rauhe Oberfläch allein, also eine Vielzahl sehr *kleiner Konkavitäten, beeinflußt die Tumor ausbeute nicht.*

BRUNNER (1959) implantierte Plättchen aus Polymethylmethacrylat mit einen unterschiedlichen Fibringehalt von 2—50%. Die Implantate mit mehr als 20% Fibrin zeigten nach einiger Zeit, bedingt durch die Resorption des Fibrins, ein rauhe Oberfläche. Die Tumorausbeute war aber bei Plättchen mit und ohne Fibrin zusatz gleich.

Die *mechanische Irritation* durch die Fremdkörperkante ist für di Sarkogenese wahrscheinlich *ohne Bedeutung*. Die Geschwülste entstehen fas immer gegenüber den glatten Flächen und nicht an den Kanten der derbe Rundscheiben. Diese Beobachtung NOTHDURFTS (1960, 1961) ließ sich auch in den eigenen Experimenten bestätigen. Kunststoffe unterschiedlicher Härte wie z. B. elastischer Silikonkautschuk und hartes Polyäthylen, liefern be sonst gleichen Versuchsbedingungen dieselben Sarkomquoten. *Härte und Elastizität* sind also *ohne Bedeutung für die Sarkogenese*, wie die Tierexperimente mit den verschiedensten Fremdkörperimplantaten zeigen.

So konnten z. B. OPPENHEIMER u. Mitarb. (1958) mit 0,01 mm dicken, flexiblen Kunststoffen (Polystyrol) keine andere Sarkomausbeute erzielen wie mit 1 cm dicken, starren Kunststoffscheiben (Perspex).

*Histologisch* sind *quantitative Unterschiede bei der Narbenbildung in Abhängigkeit von der Oberflächenbeschaffenheit* des Kunststoffes bemerkenswert. Die Kapseldicke entspricht gegenüber der Konvexität bei impermeablen Flächen derjenigen von planen Scheiben. *Gegenüber Konkavitäten* ist sie spindelförmig *verdickt,* die Narbenmenge ist hier vermehrt (CONTZEN, 1963; CONTZEN, STRAUMANN u. PASCHKE, 1967; s. hierzu Abb. 13). Diese Beobachtung konnte zunächst von MOHR (1958) nicht gemacht werden.

An Stellen von wiederholten mechanischen Reizen resultieren meist längere Zeit anhaltende Proliferationen, zugleich mit chronisch entzündlichen Zellinfiltrationen.

So können scharfe Kanten eines Fremdkörpers bei unzulänglicher Verankerung im Gewebe einen solchen chronischen Entzündungszustand unterhalten. An diesen Stellen finden sich nach vielen Monaten noch umschriebene zellige Infiltrationen, welche sich bei abgerundeten Implantatformen nicht nachweisen lassen (BING, 1955; CONTZEN u. Mitarb., 1967, u. a.).

*Härte und Elastizität* eines Fremdkörpers haben auch keine nennenswerte Bedeutung für die Quantität des Narbengewebes (OPPENHEIMER u. a., 1958; NOTHDURFT, 1960, 1961; CONTZEN, STRAUMANN u. PASCHKE, 1967).

*Zusammenfassend* ist festzustellen, daß nicht zu kleine, konkave Flächen gegenüber sonst gleich großen Implantaten die Sarkomgefährdung erhöhen. Eine feinkörnige, rauhe Oberfläche allein bringt aber keine erhöhte Tumorausbeute gegenüber glatten Oberflächen. Die Konsistenz der Fremdkörperimplantate ist für die Sarkogenese unwesentlich. Gegenüber konkaven Flächen ist die Dicke der fibrösen Kapsel und damit die Narbenmenge vermehrt, hier sind zugleich die Zonen der erhöhten Sarkomgefährdung. Härte und Elastizität des Implantates haben keine Bedeutung für die Stärke dieser Kapsel, sie haben auch keine Bedeutung für die spätere Sarkomgefährdung.

### c) Abhängigkeit von der Porosität

*Je größer die Porosität* gleich großer Kunststoffe von guter Gewebsverträglichkeit ist, *desto niedriger ist die Sarkomausbeute.* Perforierte Rundscheiben bringen eine niedrigere Tumorquote als unperforierte, gleich große Implantate. Diese Regel gilt sowohl für Porengrößen, die das Granulationsgewebe durchwachsen lassen, wie auch für unterhalb der zum Einwachsen von Granulationsgewebe kritischen Porengröße. Eine untere oder obere kritische Porengröße ist bislang nicht bekannt. Es ist unwahrscheinlich, daß diese Regel für alle Fremdkörper wie für Kunststoffe gilt. Es ist wahrscheinlich, daß hierbei neben der Größe des Implantats auch dessen Dicke bedeutsam ist.

Jeweils 8 Kunststoffscheiben von 18 mm Durchmesser, insgesamt 214 Ratten implantiert, lieferten Nothdurft (1956) eine Sarkomausbeute von 9,9% (insgesamt 171 Tumoren). Waren die Rundscheiben jedoch vielfältig perforiert von gleicher Größe, so betrug die Sarkomausbeute 6,2% (117 Tumoren bei insgesamt 235 Ratten zum Zeitpunkt der ersten Tumorbeobachtung).

Die Tierexperimente von Oppenheimer u. Mitarb. (1955 u. 1956) brachten ebenfalls bei perforierten Scheiben aus verschiedenen Kunststoffen eine niedrigere Tumorausbeute gegenüber unperforierten Implantaten.

Schulmann, Wiznitzer u. Neuman (1963) implantierten 55 Ratten je 1 cm im Durchmesser große Folien und netzförmige Implantate. 4 Sarkomen nach insgesamt 24 Monaten bei den Folien steht nur 1 Sarkom bei den netzförmigen gegenüber.

Nach subcutaner Implantation von Diffusionskammern, gefüllt mit verschiedenen Geweben, beobachteten Merwin u. Algire (1959) erstmals lokale Sarkome. Die Sarkomausbeute stieg mit der abnehmenden Porengröße. 3 Tumoren bei insgesamt 30 Mäusen bildeten sich bei einer Porengröße von 0,1 μ, 5 Sarkome bei 30 Tieren bei nur 0,05 μ, 5 Sarkome bei 28 Tieren bildeten sich bei einer Porengröße von 0,01 μ. Diese Ergebnisse zeigen so keine ausreichend signifikanten Unterschiede.

Entsprechende Beobachtungen machte Goldhaber (1961) mit Albinomäusen. Er implantierte Filter von 19 mm Durchmesser verschiedener Porengrößen. Nach einjähriger Versuchszeit war nur ein Tumor bei 39 Tieren (2,5%) mit Implantaten einer Porengröße von 450 μ aufgetreten, bei 9 von 34 Tieren aber bei einer Porengröße von 100 μ, und bei 16 von 35 Tieren (45,7%) bei einer Porengröße von 50 μ; mit unporösen Implantaten wurden 11 Tumoren unter 33 Tieren (33,3%) beobachtet. Nach 18 Monaten wurden in der ersten Gruppe 2 Tumoren (5%), bei 50 μ betragender Porengröße 21 Tumoren unter 35 Versuchstieren (60%), bei 100 μ Porengröße aber 18 Tumoren unter 34 Tieren (52,9%) registriert.

Weitere Tierexperimente bestätigen diese Beobachtungen (Slais, 1959; Hollmann, 1960; Alexander, Dukes u. Mitchley, 1960, u. a., Tabelle 1 und 2).

Auch bei diesen Experimenten steht die unterschiedliche Sarkomausbeute abhängig von der Porosität in Beziehung zur unterschiedlich starken fibrösen Kapselbildung. *Je poröser ein eingeheilter Kunststoff ist, desto schmächtiger ist die fibröse Kapsel* (Contzen, 1963, 1967), desto *geringer ist die Sarkomgefährdung.*

Die Bedeutung der Porengröße eines Fremdkörpers für die Menge und Struktur der ortsständigen Bindegewebsreaktion zeigen die Untersuchungen von Adler u. Derby (1960). Sie implantierten Ratten subcutan 1 cm große Rundscheiben aus Polyvenylformolschwamm (Ivalon). Die Scheiben waren 1 bzw. 2 mm dick. Durch unterschiedliche Kompression wurde die standardisierte Porenweite dieses Kunststoffes verändert. Untersucht wurden unkomprimierte, auf die Hälfte, auf ein Viertel und schließlich auf ein Sechstel zusammengepreßte und damit unpermeable Schaumstoffe. Morphologisch war der Endzustand in der Regel nach 8 Wochen, bei dem am stärksten komprimierten Ivalon erst nach 16 Wochen erreicht. Bemerkenswert ist hierbei die Beobachtung, daß bei geringer komprimierten Implantaten eine dünnere bindegewebige Kapsel und eine stärker ausgeprägte fibrovasculäre Invasion der Schwammhohlräume mit fester Verankerung des Implantates erfolgte gegenüber den stärker komprimierten Ivalonscheiben. Nach einjähriger Versuchsdauer zeigten die komprimierten Formen eine dickere, avasculäre Kapsel mit einer vermehrten Schrumpfungsneigung.

Diese Befunde stimmen überein mit experimentellen Ergebnissen von BING (1955), SLAIS (1958), FRIEDENBERG u. LAWRENCE (1959), CONTZEN (1963), KONRAD u. ZABORSKY (1965), ALEXANDER, DUKES u. MITSCHLEY (1966), CONTZEN, STRAUMANN u. PASCHKE (1967), OPPENHEIMER u. Mitarb. (1955, 1958, 1959, 1961), SCHULMAN, WIZNITZER u. NEUMANN (1963) u. a.

Im Gegensatz zu Folien, bei denen die Dicke des Implantates für die Kapselstärke ohne Bedeutung ist, findet sich eine solche Abhängigkeit *bei porösen Fremdkörpern. Je dicker* das poröse Implantat ist, desto weniger ist es dem Granulationsgewebe möglich, den Fremdkörper ganz zu durchwachsen, *desto mehr fibröses, avasculäres Narbengewebe* wird gebildet, desto größer ist die spätere Sarkomgefährdung.

ALEXANDER, DUKES u. MITCHLEY (1966) konnten nachweisen, daß 2 mm dicke Scheiben aus spongiösem Polyvenylalkohol völlig von Bindegewebe durchwachsen werden, während 5 mm dicke Scheiben nur noch eine randständige Einsprossung von Granulationsgewebe erkennen lassen. Bemerkenswert ist hierbei, daß sich die dickeren Scheiben hinsichtlich der Tumorauslösung wie impermeable Implantate verhielten.

CONTZEN, STRAUMANN u. PASCHKE (1967) beobachteten ebenfalls eine dünnere, elastischere, weniger schrumpfungsanfällige und insbesondere bei funktioneller Belastung widerstandsfähigere Bindegewebsplatte bei zunehmender Porengröße (Maschenweite) und abnehmender Implantatdicke. Hierdurch wird das Durchwachsen des Fremdkörpers mit Bindegewebe von beiden Seiten und dessen Vereinigung erleichtert, die Gefäßversorgung von beiden Seiten ist eher gewährleistet.

Was für die Porosität mit groben Poren von Kunststoffimplantaten dargelegt ist, hat gleichermaßen Gültigkeit für *filzförmige, gewebte und gestrickte Kunststoffimplantate* und vielfach durchbohrte Kunststoffscheiben (Tabelle 1 u. 2). Sie sind wahrscheinlich auch bei der Implantation an der Körperoberfläche gültig und sollten bei der Entwicklung von Gefäß- und Hautprothesen entsprechend berücksichtigt werden.

Die *Morphologie der Einheilung poröser Fremdkörper* ist im 19. Jahrhundert vielseitig untersucht worden. Als Implantate dienten vorwiegend Holundermark, Meeresschwämme und verschieden bearbeitetes Lungengewebe. HAMILTON (1881, 1882) untersuchte die Einheilung kleiner Schwammstücke im tierischen Organismus, vorwiegend in der Peritonealhöhle. Er verwendete Schwammimplantate auch zur Behandlung chronischer Beingeschwüre zur Förderung der Wundheilung und Vernarbung („Hamilton's Sponge Grafting"). Diese morphologischen Kenntnisse wurden durch die Untersuchungen von FRANK u. ABRAHAM (1883) ergänzt. Entsprechende Beobachtungen nach der Implantation von Lungengewebe, dessen offenporöse Struktur mit Knochenleim fixiert wurde, sowie mit porösem Holundermark stammen von MARCHAND (1901). Hier finden sich bereits die meisten histologischen

Befunde, welche später bei der Einheilung von maceriertem und unbehandeltem Knochen beschrieben wurden. — Mit der Entwicklung der gewebsfreundlichen Kunststoffe wurden diese Untersuchungen erneut belebt. Sie gaben die Grundlagen für die vielfältige chirurgische Anwendung der Kunststoffe, besonders in der Herz- und Gefäßchirurgie (Lit.: VOLLMAR, 1967).

Ein völlig *widersprechendes Ergebnis* brachten die *eigenen Experimente* mit einem macerierten Kalbsknochen, dem sog. „Kieler Knochenspan", welcher Ratten in kompakter, vielfach durchbohrter, spongiöser und kombinierter Form subcutan implantiert wurde (OTT u. JANSEN, 1966).

Dieser Knochen ist nach einer mehrtägigen Behandlung mit Azeton und Wasserstoffsuperoxyd weitgehend zellfrei und eiweißarm. Er besteht vorwiegend noch aus den anorganischen Knochensalzen und dem Kollagengerüst. Ein entsprechend aufgearbeitetes Knochenmaterial wird unter der Handelsbezeichnung *„Boplant"* vertrieben. Dieser macerierte Knochen hat seit mehreren Jahren in der Knochenchirurgie vielfältige Verwendung gefunden. Besonders dem spongiösen Knochenspan wird ein „kalluslockender" und die Kalksalzeinlagerung fördernder, osteogenetischer Wert zugesprochen (BAUERMEISTER, 1958; 1961; MAATZ, 1957, 1959, 1961, 1966).

Unsere Versuchsergebnisse wurden in einer Probit-Analyse auf ihre Signifikanz geprüft. Zudem wurden die histologischen Einheilungsvorgänge nach der subcutanen Einpflanzung vergleichsweise mit anderen Versuchsserien untersucht *.

Die Rundscheiben hatten in diesen Versuchsserien einen Durchmesser von 1,5 cm und eine Dicke von 0,2—0,3 cm. Sie wurden einzeln verpackt und sterilisiert. 188 *Wistar-Ratten* im Alter von 3 Monaten wurden insgesamt *1502 Knochenscheiben subcutan* implantiert. Jedes Tier erhielt 8 Implantate entsprechend den Versuchen mit Polypropylen. Narkotisierung und Tierhaltung entsprachen ebenfalls diesen Versuchsbedingungen. Diese Experimente gliederten sich in *4 Gruppen:*

*Versuchsgruppe V:* 53 Ratten erhielten je 8 scheibenförmige Implantate aus *6—8fach durchbohrter Kompakta,* wobei die Bohrlöcher 1—2,2 mm betrugen.

*Versuchsgruppe VI:* 51 Ratten wurden je 8 gleich große Knochenplättchen aus *nicht durchbohrter Kompakta* implantiert.

*Versuchsgruppe VII:* 45 Ratten wurden je 8 gleich große, meist etwas dickere (0,3 cm) Scheiben aus *Spongiosa* eingepflanzt.

*Versuchsgruppe VIII:* 39 Ratten erhielten je 8 Implantate gleicher Größe, die auf der einen Seite *aus Kompakta und* auf der anderen Seite aus *Spongiosa* bestanden.

---

* Für diese histologischen Vergleichsuntersuchungen bei den Experimenten mit Kieler Knochenspänen, Kollagen-, Zinn- und Polypropylenscheiben danke ich dem Herrn Akademischen Oberrat Dr. A. ENCKE vom Pathologischen Institut der Universität Heidelberg (Direktor: Prof. Dr. W. DOERR).

Tabelle 4. *Kieler Knochenspan als Rundscheiben von 1,5 cm Durchmesser, Wister-Ratten subcutan implantiert. Zahl der überlebenden Ratten, der noch im Versuch befindlichen Implantate sowie der beobachteten Sarkome in Abhängigkeit von der Versuchsdauer*

| | | Versuchsdauer (Monate) | Start | 7 | 8 | 9 | 10 | 11 | 12 | 13 | 14 | 15 | 16 | 17 | 18 | 19 | 20 | 21 | 22 | 23 |
|---|---|---|---|---|---|---|---|---|---|---|---|---|---|---|---|---|---|---|---|---|
| V = E | Kompakta durchbohrt | (0) Überlebende Ratten | 424 | 374 | 367 | 322 | 322 | 284 | 277 | 269 | 233 | 27 | 24 | 23 | 21 | 19 | 16 | 7 | 4 | — |
| | | (1) Zahl d. verbliebenen Implantate (ohne nachweisbare Tumoren) | 53 | 50 | 48 | 43 | 43 | 38 | 37 | 36 | 31 | 201 | 180 | 174 | 158 | 143 | 112 | 51 | 29 | — |
| | | (2) bislang beobachtete Zahl von Sarkomen | — | — | — | — | — | — | — | 2 | 6 | 9 | 12 | 13 | 14 | 16 | 17 | 21 | 25 | 25 |
| | | (3) = (1) + (2) | 424 | 374 | 367 | 322 | 322 | 284 | 277 | 271 | 239 | 210 | 192 | 187 | 172 | 159 | 129 | 72 | 54 | 54 |
| VI = F | Kompakta | (0) Überlebende Ratten | 51 | 50 | 50 | 48 | 45 | 44 | 41 | 39 | 29 | 27 | 23 | 20 | 20 | 16 | 15 | 14 | 9 | 4 |
| | | (1) Zahl d. verbliebenen Implantate (ohne nachweisbare Tumoren) | 408 | 383 | 360 | 351 | 337 | 329 | 308 | 294 | 217 | 201 | 172 | 152 | 150 | 114 | 105 | 98 | 64 | 23 |
| | | (2) bislang beobachtete Zahl von Sarkomen | — | — | — | 1 | 1 | 1 | 1 | 5 | 11 | 12 | 14 | 15 | 18 | 19 | 19 | 21 | 22 | 24 |
| | | (3) = (1) + (2) | 408 | 383 | 360 | 352 | 338 | 330 | 309 | 299 | 228 | 213 | 186 | 167 | 168 | 133 | 124 | 119 | 86 | 47 |
| VII = G | Spongiosa | (0) Überlebende Ratten | 45 | 39 | 36 | 34 | 34 | 20 | 18 | 14 | 8 | 7 | 6 | 5 | 3 | 2 | 1 | — | — | |
| | | (1) Zahl d. verbliebenen Implantate (ohne nachweisbare Tumoren) | 360 | 331 | 204 | 190 | 170 | 103 | 90 | 68 | 40 | 32 | 24 | 20 | 20 | 9 | 4 | — | — | |
| | | (2) bislang beobachtete Zahl von Sarkomen | — | — | 2 | 3 | 4 | 15 | 23 | 34 | 43 | 78 | 72 | 68 | 68 | 59 | 56 | 53 | — | |
| | | (3) = (1) + (2) | 360 | 331 | 206 | 193 | 174 | 118 | 113 | 102 | 83 | 46 | 48 | 48 | 48 | 50 | 52 | 53 | — | |
| VIII = H | Halb Spongiosa, halb Kompakta | (0) Überlebende Ratten | 39 | 36 | 31 | 28 | 22 | 22 | 21 | 18 | 10 | 6 | 5 | 5 | 4 | 3 | 3 | 2 | — | |
| | | (1) Zahl d. verbliebenen Implantate (ohne nachweisbare Tumoren) | 310 | 272 | 214 | 193 | 186 | 152 | 144 | 128 | 70 | 40 | 35 | 34 | 28 | 22 | 21 | 13 | — | |
| | | (2) bislang beobachtete Zahl von Sarkomen | — | — | 1 | 3 | 5 | 9 | 12 | 20 | 26 | 31 | 35 | 35 | 35 | 35 | 36 | 38 | 39 | |
| | | (3) = (1) + (2) | 310 | 272 | 215 | 196 | 191 | 161 | 156 | 148 | 96 | 71 | 70 | 69 | 63 | 57 | 57 | 51 | 39 | |

Mit dem Auftreten des 1. Tumors wurde jede Ratte aus dem Versuch genommen. Bei den spongiösen Knochenspänen kam es in den ersten Wochen häufiger zu entzündlichen Demarkationen, ansonsten heilten diese macerierten Knochenscheiben makroskopisch reizlos ein. Jeder Tumor wurde nach Formalin-Fixierung und Anfertigung verschiedener Färbungen histologisch untersucht.

Die *Probit-Analyse* zeigte keine signifikanten Unterschiede in den beiden Versuchsgruppen mit Kompakta-Scheiben. Die *Sarkomgefährdung* von *mehrfach durchbohrter Kompakta* (Versuchsgruppe V) *und nicht durchbohrter Kompakta* (Versuchsgruppe VI) *ist gleich groß*. Unterschiedliche Werte sind bei einem Signifikanzniveau von 0,05 statistisch nicht gesichert (Tabelle 4, Abb. 2).

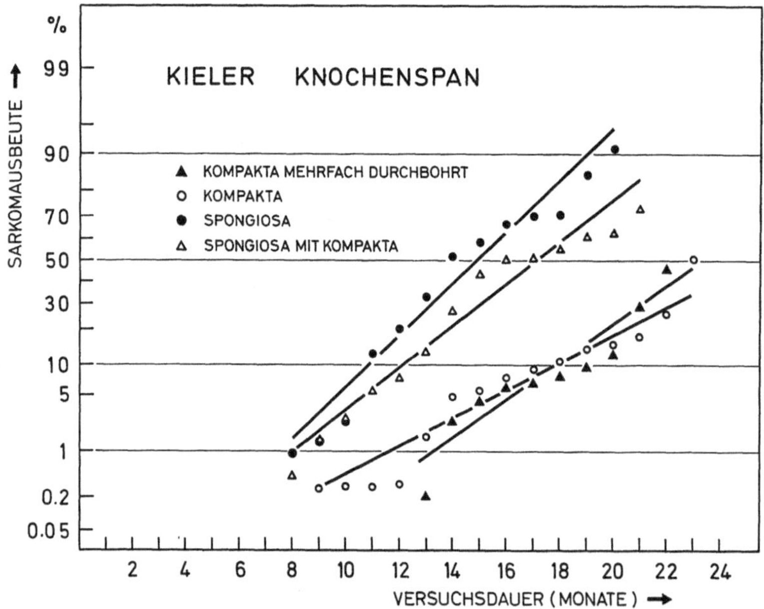


Abb. 2. Sarkomausbeute in Abhängigkeit von der Versuchsdauer bei Implantaten aus Kieler Knochenspan in verschiedenen Versuchsreihen, aufgezeichnet im Wahrscheinlichkeitsnetz

Demgegenüber ist die *Sarkomgefährdung durch eingeheilte Spongiosa* (Versuchsgruppe VII) wesentlich *höher gegenüber Kompakta* (Versuchsgruppe VI). Die *Latenzzeit* ist zudem *bei Spongiosa* markant *kürzer* (Tabelle 5) und die *Zunahme der Sarkomgefährdung in Abhängigkeit von der Versuchsdauer* (Abb. 2) ist ungleich *größer* gegenüber gleich großen Kompakta-Scheiben.

Die *Sarkomgefährdung durch Spongiosa* (Versuchsgruppe VII) ist auch *größer gegenüber* eingeheilten Implantaten *halb aus Spongiosa und halb aus Kompakta* (Versuchsgruppe VIII). Die *Latenzzeit ist bei* rein *spongiösem Knochen kürzer als beim kombinierten Span* (Tabelle 5). Die Latenzzeiten des kombinierten Spans liegen zwischen denen von Kompakta (Versuchsgruppe V und VI) und Spongiosa. Die *Zunahme der Sarkomgefährdung in Abhängigkeit von der Versuchsdauer ist bei Spongiosa größer als beim kombinierten Span, sie ist aber auch bei diesem noch größer als bei Kompakta-Scheiben* (Abb. 2).

*Histologisch* imponierte bei den spongiösen Knochenscheiben vor allem die fibröse, avasculäre Narbenbildung auch im Maschenwerk. Diese zusätzliche fibröse Narbenschicht entlang den Knochenbälkchen ist dünner als an der Implantataußenfläche. Die Menge des insgesamt gebildeten präsarkomatösen Gewebes ist aber bei dem dreidimensionalen Maschenwerk der Spongiosa ein Vielfaches von derjenigen gleich großer Kompakta-Scheiben (Abb. 3 a u. b). Die präsarkomatöse Narbenmenge um gleich große kombinierte Knochenimplantate aus Spongiosa und Kompakta ist kleiner gegenüber Spongiosa allein, aber immer noch wesentlich größer als bei eingeheilten Kompakta-Scheiben (Abb. 13). Zu der unterschiedlichen Quantität des Narbengewebes in Relation steht die Sarkomgefährdung. Beim macerierten Knochen verursachen die spongiösen Implantate eine größere Menge von fibrösen, avasculären Narben als kompakte Implantate, sie verursachen zugleich die größere Sarkomgefährdung. Die niedrigeren Sarkomquoten bei perforierten Kunststoffscheiben gegenüber soliden stehen in Beziehung zu einer dünneren, zarteren fibrösen Kapsel, d. h. zu einer geringeren Narbenbildung. *Diese Experimente zeigen also, daß nicht fragwürdige sog. physikalische Oberflächenfaktoren, daß nicht die Porosität der entscheidende Faktor für die Sarkogenese ist, sondern die Menge des gebildeten präsarkomatösen Gewebes.*

Bei den zahlreichen histologischen Befunden konnten wir in keinem Fall eine osteogenetische Potenz des Kieler Knochenspans im subcutanen Gewebe finden, wie sie von Bauermeister (1959) bei Hunden und von Haasch (1961, 1963) auch im menschlichen Muskel beschrieben wurde. Neben diesen eigenen Befunden fanden auch andere Autoren keine Knochenneubildung im Weichteillager durch solches Knochenmaterial (Koch, 1957; Axhausen, 1962; Schweiberer u. a., 1965, 1967). Auch die von Maatz (1959, 1964) beschriebene „kalluslockende Wirkung" — die optimale biologische Struktur des Kieler Knochenspans soll das knochenbildungsfähige Gewebe zur Kallusbildung anregen — konnte in den Untersuchungen von Fuchs, Stegemann u. Eger (1963), Exner (1967), Schweiberer u. a. (1965, 1967) nicht bestätigt werden.

Die eigenen Versuchsergebnisse finden in Tierexperimenten von Maatz (1968 *) eine weitgehende Bestätigung. Er implantierte Ratten ebenfalls maceriertes Knochenmaterial aus Corticalis oder Spongiosa von 1,5 cm Durchmesser und 0,12 mm

* Persönliche Mitteilung.

Dicke. Binnen 2 Jahren traten bei 20 Ratten mit je 8 subcutanen Implantaten aus Corticalis 6 Tumoren auf. Bei 20 Ratten mit je 8 Spongiosaimplantaten gleicher Größe waren es 15 Tumoren, also mehr als das Doppelte. Bei 10 Ratten mit je 8 Implantaten aus Spongiosapulver trat nur 1 Fibrom auf. 25 Ratten erhielten einen zylinderförmigen Spongiosabolzen von 1,2 cm Länge und 0,4 cm Stärke. Dabei ist bislang ein lokales Fibrom registriert worden. Bei dem sog. „Kronen-Test" erhielten insgesamt 60 Ratten ein Spongiosaplättchen von nur 1 cm Durchmesser und 0,12 cm Stärke subgaleal implantiert ohne Tumorbildung. Die Versuche

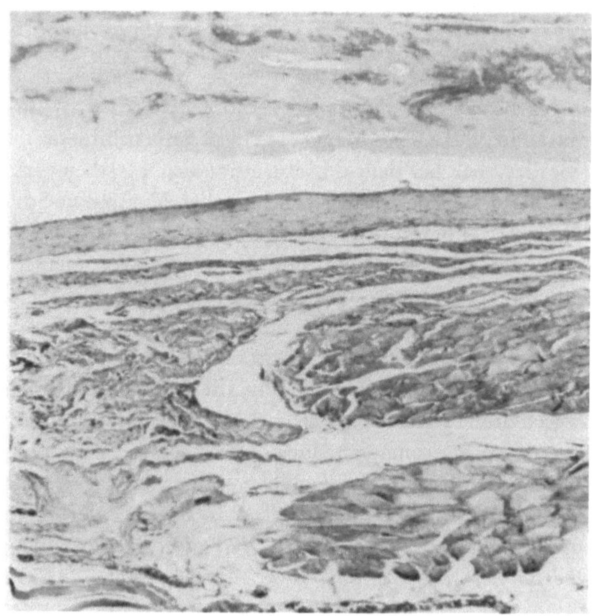

Abb. 3 a. Schmale, gefäßlose, zellarme und faserreiche Narbenkapsel um einen kompakten, devitalisierten Knochenspan 2 Monate nach subcutaner Implantation. Obere Bildhälfte: Kompaktaspan; mittlere Bildebene: Narbenkapsel; untere Bildebene: aus Skeletmuskulatur und Bindegewebe bestehende Anteile des tiefen Narbengewebes (Paraffineinbettung, Trichrom-Färbung nach Masson-Goldner, 16fache Vergrößerung)

reichten über 2 Jahre. Die Tatsache, daß bei dem Kronen-Test, bei dem die Scheibe dem Knochen gut anliegt und von diesem substituiert wird, in keinem Fall ein Sarkom beobachtet wurde, spricht nach seiner Auffassung dafür, daß hier physiologischere Verhältnisse vorliegen als in der Subcutis. — Leider erlaubt die Knochengröße des Schädels und des Beckens keine dem Kronen-Test entsprechende Experimente mit größeren Implantaten. Daß grundsätzlich im subperiostalen Lager die Ausbildung von Fremdkörpersarkomen möglich ist, zeigen die dem Kronen-Test entsprechenden Experimente mit Polyäthylenscheiben bei Ratten von Bering, McLaurin, Lloyd u. Ingraham (1955), sowie nach subperiostaler Implantation von Zellophan durch Korobko (1964).

Tierexperimente mit dem Ziel, maligne Geschwülste durch homoio- und heterotransplantierte foetale Gewebe auszulösen, wurden erstmals von ZAHN (1884) in Genf durchgeführt. Knorpel-, Knochen-, Muskel- und Nervengewebe wurden von ihm Kaninchen und Hunden in den 1874 begonnenen Experimenten subcutan in die Maxillardrüse, Niere und Bindehäute des Auges implantiert. Hierbei ließen sich bereits die wichtigsten morphologischen Vorgänge der Knochentransplantateinheilung im Subcutangewebe erkennen. Die bindegewebige, zunächst zellreiche, später zunehmend fibrilläre Einscheidung wird hier beschrieben. Nach der Implan-

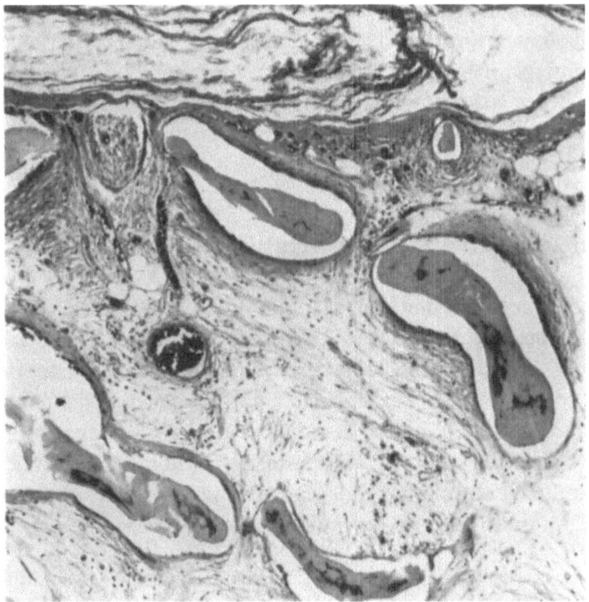

Abb. 3 b. Schmale fibröse Säume in der Umgebung der Knochenbälkchen 2 Monate nach subcutaner Implantation eines spongiösen, devitalisierten Knochenspans. Die eigentliche Narbenkapsel unmittelbar dem Knochenbälkchen anliegend ist schmal, in der Gesamtquantität jedoch hoch infolge der Umscheidung eines *drei*dimensionalen Raumgitters. Die Markräume sind sonst von einem lockeren, unterschiedlich gefäßreichen Bindegewebe ausgefüllt (Paraffineinbettung, Trichrom-Färbung nach Masson-Goldner, 16fache Vergrößerung)

tation der Epiphysenfugen von Katzen- und Kaninchenfoeten in die vordere Augenkammer und in den Hoden zeigten diese noch ein vorübergehendes Wachstum. „Benigne Lungenmetastasen“ bis zu Erbsengröße ließen sich in der Lunge nach intravenöser Injektion von foetalem Epiphysenknorpel in amniotischer Flüssigkeit erzielen. Ein Chondrom des Menschen wuchs heterotransplantiert bis zu 80 Tagen, während transplantierte Sarkome durch fibrilläres Bindegewebe substituiert wurden. Maligne Tumoren konnte ZAHN in seinen Experimenten nicht beobachten. Heute wissen wir, daß seine Versuchsdauer hierfür zu kurz und die Implantate zu klein waren.

In den eigenen Experimenten mit chromiertem Kollagen scheint die Sarkomgefährdung durch offen-poröse Kollagengerüste der Lunge (Versuchsgruppe XV) nicht niedriger zu sein gegenüber soliden, gleich großen, unresorbierbaren Kollagenfolien (Versuchsgruppe X).

*Alles in allem* zeigen diese Versuchsergebnisse, daß in der Regel die Sarkomgefährdung in umgekehrter Relation zur Porosität gleich großer, reizlos einheilender Fremdkörper steht. Auch bei einer Porengröße, welche das Einwachsen von Granulationsgewebe nicht mehr erlaubt, sinkt die Sarkomgefährdung mit der Größe und Zahl der Poren.

Wird durch das implantierte Material aber eine oberflächenabhängige Narbenbildung gefördert, so kann die Tumorquote bei porösen Implantaten höher liegen als bei unperforierten. Nicht die Porosität, sondern die Quantität des präsarkomatösen, fibrösen Gewebes ist für die Sarkomgefährdung ausschlaggebend.

## 2. Latenzzeiten der Geschwulstauslösung durch Fremdkörper

Die *ersten Sarkome* sind bei Mäusen und Ratten nach *5—7 Monaten* Versuchsdauer zu erwarten. Diese Latenzzeit kann auch über 2 Jahre betragen, wobei sich die Histologie und biologischen Eigenschaften dieser Geschwülste von den nach kürzerer Zeit aufgetretenen nicht unterscheiden. Die meisten Sarkome treten zwischen dem 12. und 18. Monat auf (Abb. 4). Bezieht man die Zahl der neu entstandenen Sarkome auf je noch 100 im Versuch befindlicher Implantate gleicher Größe, so zeigt sich *mit der Versuchsdauer* die tatsächlich *zunehmende Sarkomgefährdung* (Abb. 5).

Unter *Latenzzeit* versteht man den Zeitraum zwischen dem Einwirkungsbeginn eines geschwulstbegünstigenden oder geschwulstauslösenden Faktors und dem ersten makroskopisch nachweisbaren Geschwulstgewebe. Qualität und Quantität der Krebsnoxe sind ebenso bedeutungsvoll wie die Tierart, die Applikationsform, der Ort der Einwirkung und eventuelle zusätzliche syncarcinogene Faktoren. Die mittlere Lebensdauer verschiedener Lebewesen scheint in der Summe der Beobachtungen in Relation zu dieser vielfältig beeinflußbaren Latenzzeit zu stehen. Eine durchschnittliche Latenzzeit von einem Jahr bei der Ratte entspricht einer solchen von 2—3 Jahren beim Kaninchen, von 5—8 Jahren beim Hund und von 20 und mehr Jahren beim Menschen (K. H. Bauer, 1938, 1949). Solche Durchschnittswerte setzen bei der meist großen Streubreite auch wesentlich kürzere Latenzzeiten in Einzelfällen voraus.

Es ist zu erwähnen, daß Narbengewebe der Subcutis bei verschiedenen Tierarten rasch ausgebildet wird und auch bis zu einer gewissen Zeit wieder ab- und umgebaut werden kann, wenn ein die Narbenbildung unterhaltender Reiz fehlt oder ein solcher wieder frühzeitig entfernt wird. Es kann also durch die frühzeitige Entfernung des Fremdkörpers präsarkomatöses Gewebe verhindert werden. Es können aber auch bei anderen Versuchs-

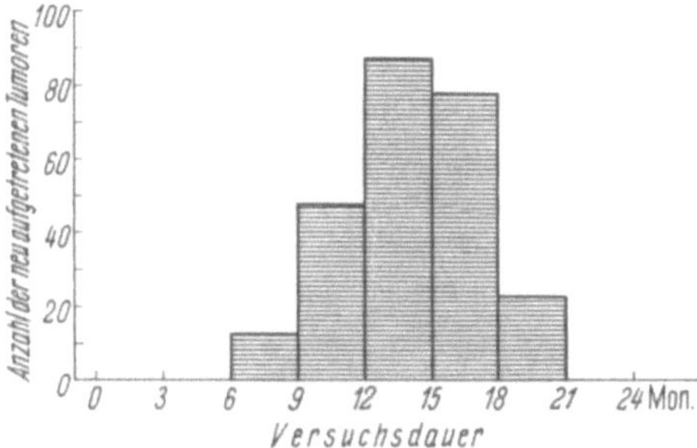


Abb. 4. Zahl der vierteljährlich aufgetretenen Sarkome nach subcutaner Implantation von Polypropylen. Nach dem 15. Versuchsmonat nimmt die Zahl der neu aufgetretenen Tumoren wieder ab, bedingt durch die abnehmende Zahl überlebender Tiere und im Versuch verbliebener Implantate

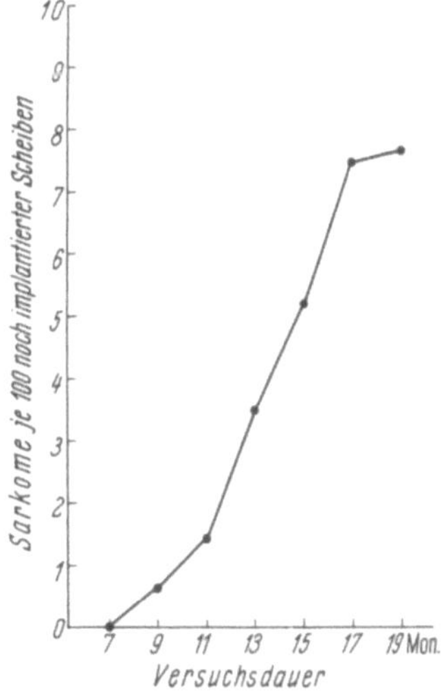


Abb. 5. Zahl der monatlich neu aufgetretenen Sarkome je 100 gleichzeitig noch in den Versuchstieren verbliebenen Polypropylenscheiben

bedingungen zusätzliche Noxen erst endgültig und vermehrt die Präsarkomatose ausbilden. Wird die Wundheilung durch lang anhaltende proliferierende und vascularisierende Entzündungsprozesse unterhalten, so wird hierdurch die Sarkombildung verzögert. Sie verhindern zunächst die Ausbildung der Präsarkomatose, d. h. des avasculären, fibrösen Gewebes. Bei verschiedenen anderen Tierarten als Ratten und Mäusen sind aber solche chronischen, das Gewebe irritierenden Faktoren wahrscheinlich zur Sarkombildung erforderlich, bei Tieren nämlich mit einer vergleichsweise geringen

Potenz zu sklerosierenden Bindegewebsbildungen; dies dürfte auch für den Menschen gelten. Bei solchen Tieren unterhalten die chronisch-entzündlichen Prozesse eine Narbenbildung so lange, bis der Organismus das vermehrt entstandene Narbengewebe nicht mehr umbauen kann. Für eine quantitative Blastogenese bedeutet dies, daß bei gleicher Größe und Formbeschaffenheit der Implantate Substanzen mit rasch sklerosierenden Einheilungsvorgängen, wie z. B. Kunststoffe, eine kürzere Latenzzeit haben im Vergleich mit Substanzen, welche eine geringere Menge von avasculären Narben auslösen oder solche infolge chronischer proliferierender Entzündungen nur verzögert ausbilden, wie beispielsweise schwer resorbierbares Kollagen.

Das *Alter der Versuchstiere* ist ohne Bedeutung für die Latenzzeit.

Oppenheimer u. Mitarb. (1958) pflanzten Polystyrol-Implantate bereits einjährigen Ratten subcutan ein. Aber auch in dieser Serie traten die Sarkome nach denselben Latenzzeiten auf wie in den Tierserien, bei denen die Kunststoffe bereits im 2. bzw. 3. Lebensmonat implantiert wurden.

*Je kleiner ein* implantierter *Fremdkörper* bei sonst gleicher Material- und Formbeschaffenheit ist, *desto länger* ist *die Latenzzeit.*

Alexander und Horning errechneten in ihren Versuchen mit quadratischen Zellophanimplantaten bei 2 cm Kantenlänge eine durchschnittliche Latenzzeit von 78 Wochen gegenüber einer solchen von 89 Wochen bei 1 cm Kantenlänge und 106 Wochen bei 0,5 cm Kantenlänge gleicher Scheiben.

Tomatis (1963) errechnete bei seinen Glas- und Teflonimplantaten von 12 mm Kantenlänge bzw. 15 oder 20 mm Durchmesser eine durchschnittliche Latenzzeit von 55 Wochen. Der erste Tumor trat bei diesen Mäusen nach 25 Wochen, der letzte nach über 90 Wochen auf.

Oppenheimer u. Mitarb. (1955) berechneten die durchschnittliche Latenzzeit nach Folienimplantaten, sie betrug bei Polyvenylchlorid die Hälfte, bei Polyäthylen nur ein Viertel von der Latenzzeit nach Polymethylmethacrylat.

Bei den eigenen Experimenten haben wir nicht die *durchschnittliche Latenzzeit* aller beobachteten Sarkome berechnet. Dieser üblicherweise bestimmte Mittelwert aller beobachteten Tumoren ist durch meist nicht quantitativ zu berücksichtigende Faktoren zu variabel. Wird ein Versuch nicht über die gesamte Lebensdauer der Tiere ausgewertet, so wird dieser Wert niedriger, weil die Tumoren mit langen Latenzzeiten nicht mehr registriert werden. Infektiöse Endemien bei der notwendig langen Versuchsdauer, die Zahl der verbliebenen Implantate u. a. beeinflussen zudem eine solche Berechnung.

Bei den inzwischen abgeschlossenen Versuchsgruppen I—VIII ermittelten wir in einer Probit-Analyse *die notwendige Versuchsdauer in Monaten bis 10%, 50%, 90% und 99% der noch verbliebenen Implantate Sarkome ausgelöst hatten.* Die exstirpierten Implantate mit Tumoren im bisherigen Verlauf des Experimentes wurden den verbliebenen Implantaten zugerechnet. Diese Analyse ergab folgende Ergebnisse (Tabelle 5):

1. Die Latenzzeit für die Fremdkörpersarkome nach der subcutanen Einheilung von 2 cm großen Polypropylenscheiben *wird durch die Entfernung der Scheiben* nach 8 Monaten *verlängert.* Ein entsprechendes Versuchsergebnis von OPPENHEIMER u. Mitarb. (1958, Tabelle 7) zeigte ebenfalls eine verlängerte Latenzzeit nach Entfernung der Implantate nach 6—12 Monaten Versuchsdauer.

2. *Zusätzliche Röntgenbestrahlungen* von 600 r zu Beginn des Experiments *verkürzen* die Latenzzeit.

3. Die Latenzzeiten sind *bei den pulverförmigen Preßlingen* wesentlich *verlängert* gegenüber scheibenförmigen.

4. Die Latenzzeiten bei Implantaten von 1,7 cm großen Rundscheiben aus Kieler Knochenspan sind *für Spongiosa* signifikant *kürzer gegenüber Kompakta.*

5. Die Latenzzeiten *bei kombinierten Knochenspänen* liegen *zwischen* denen bei *Kompakta* und denen bei *Spongiosa.*

6. Die Latenzzeiten gleich großer mehrfach durchbohrter *Kompaktascheiben* sind etwas *kürzer gegenüber* den *nicht durchbohrten* Knochenplättchen.

Tabelle 5. *In einer Probit-Analyse ermittelte Versuchsdauer (Monate), bis bei 10, 50, 90 und 99% der Implantate Sarkome zu erkennen sind bei den Versuchsserien mit eingeheilten Polypropylen (E 3-Ratten) und Kieler Knochenspänen (Wistar-Ratten)*

| Versuchsgruppe | Prozentsatz der Implantate mit Sarkomen | | | |
|---|---|---|---|---|
| | 10% | 50% | 90% | 99% |
| Polypropylen (E 3-Ratten) | | | | |
| I Scheiben belassen | 12,7 | 17,1 | 21,6 | 25,2 |
| II Scheiben entfernt | 13,9 | 18,1 | 22,4 | 25,8 |
| III Scheiben belassen Röntgenbestrahlung | 12,1 | 16,0 | 19,9 | 23,1 |
| IV Pulver | 23,3 | 33,8 | 44,4 | 52,9 |
| Kieler Knochenspan (Wistar-Ratten) | | | | |
| V Kompakta durchbohrt | 17,8 | 23,4 | 29,0 | 33,5 |
| VI Kompakta | 17,6 | 25,2 | 32,7 | 38,8 |
| VII Spongiosa | 10,8 | 14,9 | 19,0 | 22,3 |
| VIII Spongiosa mit Kompakta | 12,1 | 17,1 | 22,2 | 26,3 |

Ein Vergleich der Versuchsserien mit Polypropylen und mit Kieler Knochenspan ist nicht durchführbar, weil der Kunststoff bei E 3-Ratten, die macerierten Knochenspäne aber bei Wistar-Ratten getestet wurden. Diese Feststellungen sind bei einem Signifikanzniveau von 0,05 statistisch gesichert. Eventuelle aufschlußreiche Unterschiede hinsichtlich der durchschnittlichen Latenzzeit in Abhängigkeit von der Körperregion, der Tierart, unterschiedlicher Gewebearten u. a. sind bislang experimentell nicht untersucht worden.

*Zusammenfassend* ist festzustellen, daß die Sarkomgefährdung durch Fremdkörperimplantate mit der Implantationszeit zunimmt. Die Zunahme der Gefährdung mit der Versuchsdauer ist für größere Implantate höher als für kleinere, sie ist für stärker sklerosierend einheilende Fremdkörper ebenfalls höher als für weniger sklerosierende Einheilungsprozesse. Die Sarkomgefährdung ist zudem niedriger bei lang anhaltenden, proliferativentzündlichen und längere Zeit vascularisierten Einheilungsprozessen gegenüber rasch narbig abheilenden Einheilungsprozessen. Solche chronisch entzündlichen Prozesse führen bei Tieren mit einer geringen Potenz zu sklerosierenden Narben aber zur vermehrten Bildung der Präsarkomatose und erhöhen damit deren Sarkomgefährdung.

## 3. Bedeutung der Implantatzahl pro Tier, der Relation von Implantatoberfläche zu Körperoberfläche und Körpergewicht

Mehrfach wurde die Ansicht vertreten, daß die Relation der Größe oder der Oberfläche des implantierten Fremdkörpers zum Gewicht bzw. zur Oberfläche des Tieres für die Sarkogenese bedeutsam ist. Wenn dies tatsächlich der Fall wäre, so bestünde schon aus diesem Grunde das Problem der Fremdkörpersarkome für den Menschen nur noch theoretisch. Die bei Ratten notwendige Implantatgröße von etwa 1,5 cm Durchmesser würde beim Menschen so große Fremdkörper voraussetzen, wie sie praktisch nie implantiert werden.

Oettel (1958) errechnete z. B. aus solcher Vorstellung heraus für eine Rundscheibe von 1,7 cm Durchmesser eine notwendige vergleichbare Implantatgröße von 20—30 cm Durchmesser für den Menschen. Entsprechende Vorstellungen vertritt auch Contzen (1965).

Tatsächlich ist diese Ansicht *durch kein Versuchsergebnis begründet*. Es ist zudem schwer vorstellbar, daß die stets lokale celluläre Umwandlung von weitgehend bei allen Tieren und beim Menschen gleichgroßen Zellen des Narbengewebes zu Sarkomzellen vom Gewicht oder von der Oberfläche des Tieres abhängig sein sollte.

Mit demselben Recht könnte man eine Beziehung zur Lunge oder einem anderen Organ postulieren.

Experimentell läßt sich diese Frage durch Tierexperimente klären, bei denen Tieren nur ein Implantat, anderen aber gleichzeitig mehrere gleich große Fremdkörper eingepflanzt werden. Mit der Zahl der Implantate beim gleichen Tier ändert sich die Relation Implantatgröße : Körperoberfläche bzw. Tiergröße. Die Sarkomgefährdung je Implantat (nicht nur je Tier) müßte nach dieser Vorstellung zunehmen, wenn 2, 4 oder gar 8 Fremdkörper zur Einheilung kommen.

Mehrere experimentelle Ergebnisse liegen hierzu vor (s. Tabelle 2). Diese zeigen, daß die *Sarkomgefährdung nicht von einer solchen hypothetischen Relation abhängig ist.* Es findet sich eher ein Trend zu einer niedrigeren Krebsgefährdung bei mehrfachen Fremdkörperimplantaten gegenüber solitären. Diese Unterschiede erklären sich damit, daß mit dem ersten Tumor die Tiere getötet wurden und somit potentiell tumorauslösende Implantate aus dem Versuch genommen wurden, die bei solitärer Verteilung der Implantate eine Chance zur Entwicklung von Sarkomen hatten.

Ein Beispiel: TOMATIS (1963) erzielte mit je einem Subcutanimplantat aus Teflon mit einem Durchmesser von 15 mm bei 103 Mäusen 23 Tumoren. Verwendete er quadratische Implantate mit einer Kantenlänge von 12 mm, so sah er 9 Sarkome bei 150 Mäusen. Implantierte er aber jedem Tiere 2 Fremdkörper, jeweils eines von jeder Größe, so sank die Tumorausbeute auf nur 3 Tumoren bei insgesamt 21 Versuchstieren. Das tierexperimentelle Ergebnis zeigte also eher einen umgekehrten Effekt, als es ein solches Postulat erwarten ließ.

Es ist *festzustellen,* daß die Korrelation der Implantatoberfläche zur Körperoberfläche oder zum Körpergewicht für die Sarkomgefährdung bedeutungslos ist.

## 4. Bedeutung der Gewebsverträglichkeit (Materialabhängigkeit)

*Die Sarkomgefährdung* ist *um so größer, je reizloser ein solider Fremdkörper einheilt.* Besonders hohe Tumorzahlen bringen vergleichsweise „Kunststoffe".

Unter *Kunststoffen* verstehen wir synthetische, aus niedermolekularen Produkten gewonnene makromolekulare Werkstoffe (VIEWEG, 1958). Der Begriff ist synonym mit „Plaste" und „Polymere" (englisch „plastics"). Es werden hierunter auch in der Natur vorkommende, reine oder abgewandelte Stoffe wie Kautschuk und Kunsthorn subsummiert. Der Übergang von niedermolekularen, organischen Stoffen (Monomeren) zu makromolekularen Kunststoffen (Polymeren) ist bei einem Molekulargewicht von 5000—10 000 anzunehmen.

*Zusatzstoffe* zu den Kunststoffen, insbesondere Katalysatoren, Stabilisatoren, Rückstände von Monomeren u. a. verändern die Gewebsverträglichkeit der Kunststoffe erheblich. So sind unterschiedliche Versuchsergebnisse bei Fremdkörperimplantaten scheinbar gleicher Beschaffenheit erklärbar (OETTEL, 1958, 1963).

Verschiedene Kunststoffe lassen trotz ihrer scheinbaren chemischen Inaktivität unterschiedliche Gewebsreaktionen erkennen, welche bei impermeablen Kunststoffen weitgehend dem differenten Wasseraufnahmevermögen bzw. der *Quellfähigkeit* entsprechen. Ivalonschwamm hat sich beispielsweise wegen seiner Quellfähigkeit, ähnlich wie Nylon und Perlon, für alloplastische Prothesen mit langer Verweildauer nicht bewährt (VOLLMAR, 1967; CONTZEN, 1962). Demgegenüber ist Teflon praktisch unbenetzbar; es zeigt, ähnlich dem Polypropylen, die geringsten lokalen Gewebsreaktionen.

Quantitative Unterschiede der lokalen Entzündungsreaktion, bedingt durch die unterschiedliche Gewebsverträglichkeit der Fremdkörper, werden nach der Methode von LE VEEN u. BARBERIO (1949) verglichen. Sie implantierten Hunden kleinste Partikel bzw. Pulver aus Zelluloid, Nylon und Plexiglas intraperitoneal. Die Tiere wurden nach 36 Std und nach 2—6 Monaten getötet. Das Ausmaß der akuten und chronischen Entzündungsreaktion wurde mit den entsprechenden Implantaten aus Teflon verglichen, welches die geringsten Entzündungsreaktionen erkennen ließ. Bei Teflonpartikelchen fand sich nach 70 Tagen eine dünne Bindegewebskapsel, deren Wanddicke auch nach 6 Monaten unverändert war. Demgegenüber riefen Zelluloid, Nylon und Plexiglas unterschiedlich ausgeprägte akute und chronische Entzündungsreaktionen hervor. Als Vergleich diente nach 3 Tagen bzw. 3 Monaten der sog. *„Teflonstandard"*, d. h. die Reaktionsintensität mit dem gewebefreundlichen Teflon. HARRISON, SWANSON u. LINCOLN (1957) bestätigten diese methodischen Untersuchungen von LE VEEN u. BARBERIO (1949).

OPPENHEIMER u. Mitarb. (1955) fanden bei 14 z. T. besonders gereinigten bzw. rein hergestellten Kunststoffen vereinzelt Unterschiede in der Stärke der Bindegewebskapseln, ohne daß sie die zugehörige Sarkomausbeute hierzu in Relation setzen konnten.

Tabelle 6. *Sarkomausbeute mit subcutanen Implantaten (gleicher Form) aus verschieden stark reizenden Materialien (8 Implantate pro Tier, also theoretisch bis 800%/o Ausbeute möglich* — NOTHDURFT, *1960)*

| | | Scheiben von 17 mm ⌀ | | | Scheiben von 20 mm ⌀ | | |
|---|---|---|---|---|---|---|---|
| | | (Glas 2 mm Dicke, Silber 0,5 mm und Zelluloid 1,5 mm) | | | | | |
| | | Zelluloid | Silber | Normalglas | Silber | Jenaer Glas | Normalglas |
| Geschätzte Abstufung der Fremdkörperreaktion | | + (besonders gewebsfrdl.) | ++ | ++++++ (massive Serome) | ++ | +++ | ++++++ |
| Anzahl der Sarkome | absolut | 46 | 51 | 25 | 40 | 18 | 19 |
| | pro Tier | 127 | 73 | 27 | 53 | 44 | 26 |

Die *Sarkomgefährdung sinkt mit der Dauer chronisch-proliferierender Fremdkörperreaktionen* (Tabelle 6 und 9). Es ist wahrscheinlich, daß auch mit Hilfe chronisch-entzündlicher Störungen eine Krebsverhütung, ein *antiblastogener Effekt* bei dieser „unspezifischen Sarkogenese" erzielt werden kann.

Eine wiederholte Traumatisierung, eine anhaltende chemische Einwirkung oder eine chronisch schwelende Entzündung am Ort der Implantation bedingt eine anhaltende, chronische proliferative Entzündungsphase mit Ausbildung einer breiten Bindegewebskapsel, welche aber bei Fortdauer des Reizes vascularisiert bleibt. Demgegenüber erschöpft sich bei einem gewebsfreundlichen, chemisch indifferenten Implantat, wie z. B. den Kunststoffen, die reaktive Entzündung rasch. Es kommt zur Ausbildung einer dünnen, dafür aber avasculären Bindegewebskapsel mit ziemlich rasch einsetzender Schrumpfungsneigung.

Bereits die Experimente von OPPENHEIMER u. Mitarb. (1953) zeigten, daß Glas, welches mit starken Entzündungsreaktionen einheilt, die Tumorausbeute bei sonst gleichen Versuchsbedingungen gegenüber Kunststoffen senkt. Die Versuche waren zunächst nicht vergleichbar, weil zahlreiche Glasscheiben im Verlauf der Experimente zerbrochen waren.

Auch bei *Metallimplantaten* fanden sich erhebliche quantitative Unterschiede in der Wundheilung und im zeitlichen Ablauf der verschiedenen Wundheilungsphasen. Chemisch instabile Metalle erleiden im Gewebe durch Oxydation und Bildung von Metallsalzen erhebliche Veränderungen. Die Oberfläche rauht auf, die umgebenden Zellen zeigen eine Imprägnierung mit Metallsalzen. Besonders gewebsunfreundliche Metalle wie Quecksilber und Kupfer können sogar zu aseptischen Eiterbildungen und Fremdkörpercysten führen. Die ständigen kleinen Reize unterhalten eine morphologisch in der Proliferation sich widerspiegelnde Vitalität des Gewebes entsprechend der *Arndt-Schulz*schen Regel, nach welcher ständig kleine Reize die Vitalität des Gewebes anregen, starke Reize sie aber mindern (NICOLE, 1947; CONTZEN, STRAUMANN u. PASCHKE, 1967). Hierin ist ein wichtiger Gesichtspunkt für die unterschiedliche Sarkomgefährdung durch solide metallische Implantate beim sog. Metallkrebs zu sehen (s. S. 81 ff.).

Neben der weitgehend reizlosen, raschen Einheilung gewebsfreundlicher Implantate und der lang anhaltenden chronisch-proliferierenden Einheilung gibt es noch eine weitere Variation der Fremdkörpereinheilung: nach einer kurzfristigen durch das Material oder zusätzliche Noxen bedingten verstärkten proliferativen Entzündungsphase kommt es zur relativ raschen Heilung mit vermehrter Narbenbildung. So verläuft beispielsweise die Einheilung eines spongiösen Kieler Knochenspans mit anfänglich stärkeren entzündlichen Reaktionen gegenüber Kunststoffen (Tabelle 9). Bereits nach wenigen Monaten ist dann die fibröse Abkapselung in beiden Fällen abgeschlossen, bei der Spongiosa etwas verzögert, dafür mit einer vielfach vermehrten Bildung von avasculärem präsarkomatösem Gewebe (Abb. 3 u. 13). *Eine kurzfristig gesteigerte entzündliche Reaktion bei der Einheilung kann aber die Menge des präsarkomatösen avasculären Narbengewebes erhöhen.*

Bei verschiedenen *Tierarten und wohl auch beim Menschen mit geringer Potenz zu sklerosierenden Bindegewebsreaktionen* kann, durch solche Eiterungen, Fistelbildungen oder chemische Noxen bedingt, vermehrt gefäßarmes präsarkomatöses Narbengewebe induziert werden, so daß hierdurch eine erhöhte Krebsgefährdung entsteht. Auch in diesem Fall entsteht aber die Geschwulst stets im ruhenden, avasculären Narbengebiet und nicht unmittelbar aus frischen, avascularisierten Wundgranulationen, wie vielfältige klinische und tierexperimentelle Beobachtungen zeigen.

*Zusammenfassend* ist festzustellen, daß die Sarkomgefährdung bei Ratten und Mäusen um so höher ist, je reizloser ein Fremdkörper einheilt. Stoffe, welche nur in der exsudativen und zeitlich begrenzt in der proliferativen Phase der Wundheilung die Entzündungsreaktion fördern, führe zu einer vermehrten Narbenbildung und haben eine erhöhte Sarkomgefähr dung zur Folge. Es ist wahrscheinlich, daß bei verschiedenen Tierarten Geweben und Organen mit einer geringen Potenz zu sklerosierenden Narbe erst länger dauernde entzündliche Prozesse zur vermehrten Bildung präsar komatösen Gewebes und damit zur erhöhten Krebsgefährdung führen. Fü die Sarkomgefährdung ist die Quantität des Narbengewebes ausschlag gebend. Anhaltende Proliferationen und eine Vascularisation verzögern di Bildung des präsarkomatösen Gewebes.

## 5. Notwendige Verweildauer des Fremdkörpers

Ein wenig beachtetes Problem gilt der Beobachtung, daß Fremdkörper sarkome nicht auftreten, wenn das Implantat nach wenigen Monaten wie der entfernt wird. Von Bedeutung für diese *„kritische Zeitspanne"* ist di implantierte Substanz selbst; ob hier auch die Größe, Oberflächenbeschaf fenheit und Porosität des Fremdkörpers, die Körperregion, Gewebeart Tierart und evtl. syncarcinogene Faktoren Bedeutung haben, ist zu ver muten, aber tierexperimentell nicht geklärt.

Erstmals untersuchten diese Frage Oppenheimer u. Mitarb. (1958, 1961, 1962) Implantate bei Ratten in Folienform führten nur dann zu Sarkomen, wenn Poly styrol wenigstens 6 Monate, Zellophan wenigstens 4 Monate subcutan verblieben Wurde die Bindegewebskapsel mitentfernt, so trat kein Sarkom auf. Die kürzer „kritische Implantationszeit" bei Zellophan gegenüber Polystyrol stand in Relatio zu den früher auftretenden präneoplastischen Zellproliferationen in der Binde gewebskapsel. Ausgehend von der verbliebenen fibrösen Bindegewebskapsel auc ohne Fremdkörper selbst, entwickelten sich die Sarkome nach einer unterschied lichen Latenzzeit. Die *durchschnittliche Latenzzeit verlängerte sich* nach der Exstir pation des Fremdkörpers auf 495 Tage gegenüber 371 Tagen bei belassenen Implan taten.

Diese Änderung der durchschnittlichen Latenzzeit vom Zeitpunkt der Implan tation war weitgehend unabhängig davon, ob die Entfernung des Implantates nac 8, 10 oder 12 Monaten erfolgte (Tabelle 7). Wurde den Glasimplantaten nac 4 Monaten in die ausgebildete Bindegewebskapsel Glas- oder Polyäthylenstau zugefügt, so erhöhte dieser zweite Eingriff die durchschnittliche Latenzzeit vo $503 \pm 55$ auf $547 \pm 103$ Tage mit Glas- und auf $570 \pm 94$ Tage mit Polyäthylen pulver (Oppenheimer u. a., 1961). Wurden die Glasscheiben ganz entfernt und di Kapsel mit Kunststoffpulver gefüllt, so wurde nur noch ein Sarkom nach 752 Tage registriert. Histologisch war bemerkenswert, daß die zusätzlichen Pulvermenge die Fremdkörperreaktionen erneut anfachten und die Dicke der eigentlichen Kapse eher minderten.

Nothdurft (1960) führte diese Experimente weiter. Er transplantierte di fibrösen Bindegewebskapseln auf andere Tiere und konnte dort ebenfalls die Bil dung lokaler Sarkome beobachten, wenn zuvor der Fremdkörper entsprechend lang belassen wurde.

Tomatis (1963) erhielt bei Mäusen keine Tumoren, wenn die subcutane Teflonimplantate nach 22 Wochen entfernt wurden. Wurden diese aber erst nac

Tabelle 7. *Die Sarkomausbeute in Abhängigkeit von der Verweildauer der Polystyrol-Implantate sowie die durchschnittliche Latenzzeit vom Versuchsbeginn an* (OPPENHEIMER *u. Mitarb. 1958)*

| Versuchsdauer bis zur Entfernung der Implantate (Monate) | Zahl der entfernten Implantate | Zahl der überlebenden Tiere | Zahl der Tumoren | Durchschnittliche Latenzzeit (nach Entf. Tage) | Durchschnittliche Latenzzeit (von Versuchsbeginn Tage) |
|---|---|---|---|---|---|
| 3— 4 | 38 | 28 | 0 | — | — |
| 4— 5 | 36 | 28 | 0 | — | — |
| 5— 6 | 40 | 30 | 0 | — | — |
| 6— 7 | 42 | 37 | 6 | 370 | 550 |
| 7— 8 | 46 | 44 | 7 | 275 | 485 |
| 8— 9 | 50 | 50 | 2 | 171 | 411 |
| 9—10 | 36 | 36 | 1 | 101 | 371 |
| 10—11 | 33 | 33 | 1 | 117 | 417 |
| 11—12 | 34 | 31 | 5 | 102 | 432 |
| insges.: | 241 | 234 | 22 | 224 | 495 |

33 Wochen entfernt, so trat noch ein Sarkom nach 39 Wochen bei insgesamt 54 Mäusen zu Versuchsbeginn auf.

In den eigenen Experimenten mit Polypropylenscheiben von 2 cm Durchmesser und 0,2 cm Dicke haben wir dieses Problem untersucht. Werden die Implantate nach 3, 4 oder 5 Monaten entfernt (Versuchsgruppe II), so werden die bereits ausgebildeten bindegewebigen Kapseln von den umgebenden Weichteilen völlig umgebaut, sie lassen sich nach 3—4 Wochen makroskopisch nicht mehr nachweisen und bilden später auch keine Sarkome. Anders, wenn diese Fremdkörper erst *nach 7 Monaten entfernt wurden.* Nunmehr blieb die derbe, fibröse Kapsel über Monate makroskopisch erkennbar. Die *Sarkomausbeute* ist *zunächst vermindert* im Vergleich zu der Versuchsserie mit den belassenen Fremdkörpern (VOLLMAR u. OTT, 1961). *Mit einigen Wochen Verzögerung* entstehen aber schließlich *die Sarkome in gleicher* Zahl (Tabelle 3, S. 15). Mit anderen Worten besagt dies, daß die Sarkomgefährdung in den beiden Versuchsgruppen gleich groß ist; die Regressionslinien der Probit-Analyse in Abb. 10 sind parallel. Nach der Entfernung der Polypropylenscheiben verlängerte sich die durchschnittliche Latenzzeit um etwa 1 Monat. Dieses Ergebnis ist bei einem Sicherheitsniveau von 0,05 signifikant. Die später aufgetretenen Sarkome unterscheiden sich weder in Histologie noch im Wachstumstempo von den zeitlich früher aufgetretenen Geschwülsten. Es ist damit unwahrscheinlich, daß bis zum 8. Monat in jedem Fall der Geschwulstkeim als Mikrosarkom vorliegt und nur infolge eines unterschiedlichen Wachstumstempos der verspätete palpatorische Nachweis möglich wird. Es ist anzunehmen, daß sich *auch ohne* den *Fremdkörper in einem* präsarkomatösen Narbengewebe *die Sarkome nach unterschiedlicher Latenzzeit neu bilden.* Auch dieses Phänomen steht in Relation zu histologischen Befunden. Es ist zu vermuten, daß ein *Narbengewebe erst dann eine blastogene Potenz hat, wenn es vom übrigen Organismus nicht mehr abgebaut und substituiert werden kann.*

Wahrscheinlich ist diese Zeitspanne für verschiedene Tierarten, Implantationsorte und Gewebe unterschiedlich. Jedenfalls zeigen unsere Experimente, daß die Bindegewebskapsel wieder vollständig umgebaut wird, wenn bis zum 5. bzw. 6. Monat das Implantat entfernt wurde. Nach dem 7. Monat bleibt aber diese derbe Narbenkapsel nachweisbar.

Unsere Versuche mit *unterschiedlich rasch resorbierbarem Kollagen* sprechen ebenfalls in diesem Sinne.

Wird dieses Kollagen binnen weniger Monate resorbiert, so heilen die Implantationsstellen im subcutanen Gewebe der Ratte ab, ohne daß sich makroskopisch oder mikroskopisch eine fibröse Narbenbildung nachweisen läßt. Auch bei größeren Tierserien sind dann keine Fremdkörpersarkome zu beobachten (Versuchsgruppe IX, XI, XII, XIII, XIV). Ist das Kollagen aber weitgehend resorbierbar, z. B. durch Chromierung, so verhalten sich diese Implantate wie andere Fremdkörper (Versuchsgruppe X, XV, XVI). Es kommt auch hier zur Bildung einer makroskopisch und mikroskopisch nachweisbaren feinen fibrösen Kapselbildung (Abb. 8 u. 9). In diesen fibrösen Kapseln bilden sich ebenfalls Sarkome (Abb. 7).

*Zusammenfassend* ist festzustellen, daß der Verbleib eines Fremdkörpers zur Auslösung von bösartigen Geschwülsten nur bis zu einer kritischen Zeitgrenze erforderlich ist. Erst mit der Ausbildung eines funktionell nicht mehr ab- und umbaufähigen fibrösen Narbengewebes kommt es zur Bildung von Sarkomen. Für die Sarkogenese ist der Fremdkörper dann selbst nicht mehr erforderlich, sie nimmt ihren eigengesetzlichen Ablauf. Bei Ratten beträgt diese erforderliche Zeitspanne 4—8 Monate. Sie ist für Stoffe unterschiedlicher Gewebsverträglichkeit unterschiedlich lang. Wahrscheinlich ist diese Zeitspanne auch für verschiedene Tierarten, Implantationsorte u. a. mit einer anderen Potenz zu sklerosierenden Bindegewebsreaktionen unterschiedlich. — *Der Fremdkörper hat bei der Bildung der Präsarkomatose Bedeutung, die Sarkome entstehen aber unabhängig vom Fremdkörper aus dem avasculären Narbengewebe.*

## 6. Bedeutung des Implantationsortes und des ortsständigen Gewebes

Außer der Form und Gewebsverträglichkeit ist die Sarkogenese bei eingeheilten Fremdkörpern von *endogenen Faktoren abhängig.* Tierexperimente zeigen, daß für diese Sarkomgefährdung auch die *Körperregion und die betroffene Gewebeart* des Versuchstieres wichtig sind.

NOTHDURFT (1962) wertete insgesamt 436 Fremdkörpersarkome aus, die bei 131 Wistar-Ratten mit je 8 Subcutanimplantaten entstanden. Dabei zeigte sich, daß sowohl im Bereich des Rückens wie auch der Bauchseite die Sarkome in der *schwanznahen Körperregion* später und *seltener als kopfwärts* auftraten. In dem gleichen Rückenmarksegment waren keine wesentlichen Unterschiede zwischen Flanke und Ventralseite festzustellen. Der Autor vermutet, daß diese Bereiche der Subcutis eine von vornherein verschiedene Bereitschaft zu einer entartungsfähigen Bindegewebskapsel besitzen.

In eigenen Tierexperimenten *mit 267 E 3-Ratten*, denen subcutan Polypropylenscheiben implantiert wurden, ließen sich diese Versuchsergebnisse von NOTHDURFT (1962) nicht reproduzieren. Bei der vergleichbaren Versuchsanordnung erhielt jedes Tier ebenfalls 8 Implantate, wobei je 2 im Bereich des Ansatzes der vorderen Extremität, 2 in der seitlichen Lendenregion, 2 in der Nähe des Ansatzes der hinteren Extremitäten und 2 Scheiben auf der genitalnahen Ventralseite implantiert wurden. Bei den insgesamt beobachteten 250 Sarkomen ließ sich *kein Unterschied der Sarkomausbeute in Abhängigkeit vom Ort der Implantation ermitteln* (Abb. 6 a).

Überraschend entsprachen aber unsere Versuchsergebnisse mit *Wistar-Ratten*, denen subcutan *8 Kieler Knochenspäne* unterschiedlicher Porosität

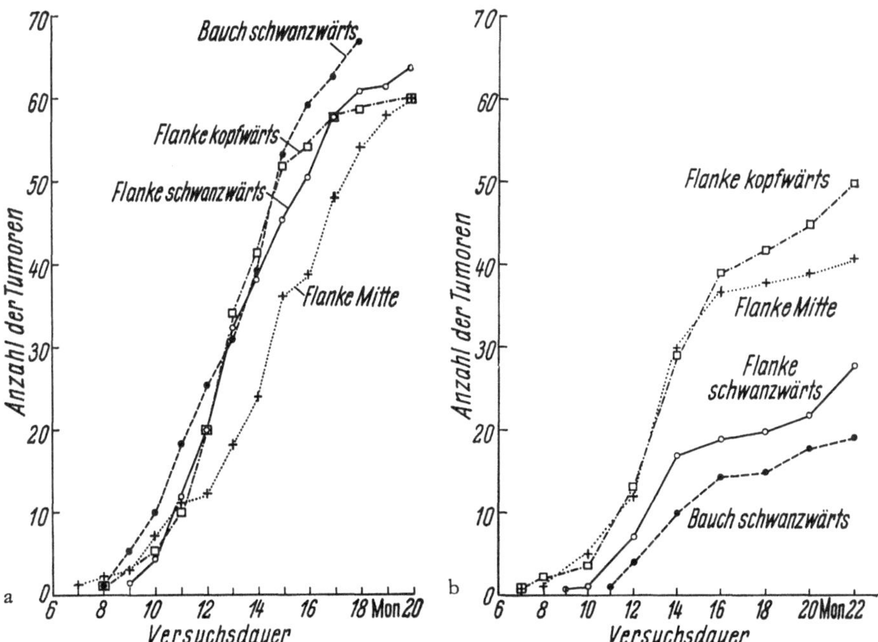


Abb. 6 a u. b. Sarkomausbeute in Abhängigkeit von der Implantatstelle. a Bei E 3-Ratten ist die Sarkomgefährdung bei Polypropylen-Implantaten kopfwärts und schwanzwärts gleich groß; b bei Wistar-Ratten ist die Sarkomgefährdung bei Kieler Knochenspan-Implantaten kopfwärts deutlich größer als schwanzwärts eingepflanzt wurden, dieser Beobachtung von NOTHDURFT. *Schwanzwärts* war die *Sarkomgefährdung deutlich geringer* als kopfwärts (Abb. 6 b).

Wie ist diese unterschiedliche Sarkomausbeute in Abhängigkeit vom Implantationsort bei E 3-Ratten gegenüber Wistar-Ratten zu erklären? Auch hier ist eine Relation der Sarkomgefährdung zu histologisch faßbaren Unterschieden der Fremdkörpereinheilung auffallend. Bei Wistar-Ratten wird kopfwärts eine stärkere Fremdkörperkapsel als schwanzwärts ausgebildet; diese steht zugleich in Relation zu einer kopfwärts stärkeren Hautdurchblutung bei diesen Tieren.

Entsprechend der Beobachtung von NOTHDURFT (1961) fanden wir bei Wistar-Ratten in Schwanznähe nach mehreren Monaten Versuchsdauer eine auffallend zarte Bindegewebskapsel um den Fremdkörper im Gegensatz zur Kopfnähe. Bei E 3-Ratten war diese fibröse Kapselbildung demgegenüber unabhängig von der Körperregion. Die Unterschiede der Sarkomausbeute in Abhängigkeit vom Implantationsort bei verschiedenen Tierstämmen sind damit in Einklang mit den anderen Versuchsergebnissen als Folge der unterschiedlich gebildeten Quantität an präsarkomatösem Kapselgewebe zu erklären.

Es ist bekannt, daß auch *verschiedene Gewebe und Organe quantitative Unterschiede* bei den lokalen entzündlichen Reaktionen *der Fremdkörpereinheilung* erkennen lassen.

An der Gefäßintima, dem Peritoneum, subperiostal setzt das sog. proliferative Entzündungsstadium wesentlich früher ein, die Anfänge sind bereits nach dem 5. Tage festzustellen gegenüber einer subcutanen Implantation gleicher Fremdkörper; im Subcutangewebe ist auch nach 7 Tagen die exsudative Entzündungsphase noch nicht abgeschlossen. Mit Kunststoffen ließ sich hier erst nach 14 Tagen eine beginnende Fibroblastenaktivität nachweisen (CONTZEN, STRAUMANN u. PASCHKE, 1967).

HARRISON, SWANSON u. LINCOLN (1957) implantierten jeweils 4 cm große Scheiben aus gewebtem Nylon und Teflon bei Hunden subcutan, ins Perikard und in Gefäßdefekte. Es zeigte sich im Verlauf dieser Versuche, daß im Perikard und in den Gefäßen eine geringere Reaktion festzustellen war als im subcutanen Gewebe.

SLAIS (1958, 1958) konnte an Kaninchen nachweisen, daß Plexiglas erhebliche zeitliche Verschiebungen in den einzelnen Reaktionsphasen erkennen läßt, je nachdem ob die gleichgroßen Scheiben aus porösem Plexiglas subperiostal oder subcutan implantiert wurden. Subcutan war nach einer Woche die exsudative Phase noch nicht beendet, subperiostal fanden sich aber zum gleichen Zeitpunkt bereits dünne Bindegewebskapseln um die Implantate. Nach 2 Wochen konnte subcutan erst eine beginnende Fibroblastenaktivität nachgewiesen werden, subperiostal fand sich bereits in den peripheren Poren Granulationsgewebe. — Bestand ein Kontakt mit dem Periost, so fand sich in den peripheren Implantatporen eine osteogenetische Potenz des neu gebildeten Bindegewebes. Die neu gebildeten Knochentrabekel hatten hier Anschluß an den umgebenden Knochen. An periostfreien Stellen trat jedoch keine derartige metaplastische Knochenneubildung auf.

Nylon- und Dakronnetze in Dünndarmserosa und Netzlücken implantiert, bilden stets stärkere fibröse Kapseln aus als im Retroperitoneum (LEMONS u. LAUFMANN, 1958).

*Unterschiede bei der Fremdkörpereinheilung an verschiedenen Körperabschnitten, verschiedener Gewebe und Organe und verschiedener Tierstämme stehen in Relation zur unterschiedlichen Sarkomgefährdung* bei sonst gleichen Versuchsbedingungen.

Die Histologie der Tumoren läßt in der Regel noch die Abkunft von den ortsständigen Zellen erkennen, so daß für die Häufigkeitsverteilung einzelner Sarkomformen der Implantationsort mit der Art der umgebenden Gewebe maßgeblich ist.

Entsprechend konnte STUDITSKY (1963) bei 10 Ratten nach *Umhüllung des Musculus gastrocnemius* unter Schonung aller Nerven, Gefäße und Sehnen mit Zellophan bei 2 Tieren nach 15 und 17 Monaten transplantierbare Rhabdomyoblastome auslösen.

Auch nach Implantation von Polyäthylenscheiben *unter die Galea* des Rattenschädels konnten BERING, MCLAURIN, LLOYD u. INGRAHAM (1955) 8 lokale Sarkome bei insgesamt 63 Versuchstieren beobachten.

Nach *subperiostaler* Implantation eines Cellophanbandes bei Ratten treten Osteosarkome auf, nicht aber nach Einlegen des Kunststoffes außerhalb des Periosts (KOROBKO, 1964). Knochentumoren werden nur selten einmal bei subcutanen Implantaten gesehen.

*Alles in allem,* die Sarkomausbeute durch Fremdkörper ist abhängig vom Implantationsort und der umgebenden körpereigenen Gewebeart. Solche Unterschiede sind wahrscheinlich bedingt durch eine unterschiedlich gebildete Menge präsarkomatösen Kapselgewebes.

## 7. Unterschiede bei verschiedenen Tierarten und Tierstämmen

Die *Sarkomgefährdung* durch Fremdkörper ist *bei verschiedenen Tierarten unterschiedlich groß.* Entsprechende Versuche wurden bei Ratten, Mäusen, Hamstern, Hühnern und Hunden durchgeführt (Tabelle 1 und 2). Außer bei Hühnern sind bei allen Tieren Sarkome beobachtet worden. Beim Menschen bislang nicht nach Kunststoffimplantaten, wohl aber nach metallischen und anderen Fremdkörpern (Tabelle 13 und 14). Die Versuchsergebnisse ändern sich oft schon, wenn andere Stämme bei Mäusen oder Ratten verwendet werden.

OPPENHEIMER, STOUT u. DANISHEFSKY (1963) implantierten regenerierte Cellulose und reines Polyäthylen subcutan. Die Tumorausbeute war bei Mäusen stets niedriger als bei Ratten und schien zudem bei zwei verschiedenen Mäusestämmen vom Stamm abhängig zu sein.

RIVIER, CHOUROULINKOV u. GUERIN (1960) finden bei 3 Stämmen von Wistar-Ratten nach der subcutanen Implantation von Polystyrolfolien von 1,45 cm Durchmesser eine unterschiedliche Sarkomausbeute bei den verschiedenen Stämmen. Insgesamt waren allerdings relativ kleine Tierserien mit jeweils 25 Ratten angesetzt.

Dabei zeigten die Folien mit einem zentralen Loch keine signifikanten Unterschiede gegenüber unperforierten Folien.

Unterschiede in den Versuchsergebnissen sind nur mit Vorsicht vergleichbar. Es müßte zuvor eine Standardisierung in der Technik aller Tierversuche erfolgen: Neben Unterschieden in den Tierstämmen, der Implantatgröße, der Implantatzahl pro Tier und dem Implantationsort ist zu bedenken, ob bei Mehrfachimplantaten die Tumoren excidiert werden und hernach das Tier im Versuch belassen oder abgetötet wird. Werden die Tiere mit Mehrfachimplantaten bereits mit dem ersten Tumor getötet, so wird den übrigen Implantaten die Chance genommen, im weiteren Verlauf noch Sarkome zu entwickeln. Erst bei einer Normierung all dieser genannten Faktoren ist eine quantitative Vergleichbarkeit möglich. Zudem muß auch noch an artspezifische Unterschiede im Stoffwechsel der Tiere gedacht werden (HACKMANN, 1959).

So konnten z. B. in der Farbstoffindustrie bislang keine Krebsfälle durch fettlösliche Farbstoffe beobachtet werden, obgleich zahlreiche Menschen auch über Jahrzehnte diesen Stoffen exponiert waren. In Tierexperimenten haben diese Stoffe beachtliche cancerogene Eigenschaften bei Ratten und Mäusen. Auf der anderen Seite haben z. B. Chromate beim Menschen eine cancerogene Potenz erwiesen, ohne daß sich durch Tierversuche dies auch für einzelne Tierarten nachweisen ließ (PFEIFFER u. ALLEN, 1945; HACKMANN, 1959). — Bei Rhesusaffen konnte HACKMANN (1959) durch Injektion von Benzpyren und Methylcholanthren trotz langer Beobachtungszeiträume keine Tumoren auslösen, während diese Stoffe bei zahlreichen anderen Tierarten eindeutig cancerogene Eigenschaften zeigten.

NOTHDURFT (1956) tötete bei seinen Experimenten mit Wistar-Ratten die Tiere meist nach dem ersten Fremdkörpersarkom, während OPPENHEIMER u. Mitarb. (1955) ihre Tiere am Leben ließen und damit eine wesentlich höhere Tumorquote erzielten, die pro Implantatzahl etwa 2,5mal höher lag als bei NOTHDURFTs Versuchen.

*Eine unterschiedliche Sarkomausbeute und Latenzzeit in Abhängigkeit von der Tierart* ist experimentell wenig untersucht worden. Die vorliegenden Ergebnisse lassen aber erkennen, daß solche Unterschiede zu erwarten sind.

Bei Hühnern konnte OBERLING (1960) mit Cellophanimplantaten trotz einer Versuchsdauer bis zu 2 Jahren keine Sarkome auslösen. Bemerkenswert ist hierbei, daß diese Tiere subcutan eine so zarte bindegewebige Fremdkörperkapsel ausbildeten, daß diese nur noch mikroskopisch nachweisbar war. Eine entsprechende Beobachtung konnte auch NOTHDURFT machen *. Es ist noch zu untersuchen, ob in anderen Körperregionen mit einer stärkeren Potenz zur fibrösen Narbenbildung, z. B. intraperitoneal, nicht doch Sarkome bei Hühnern ausgelöst werden können. Wir haben deshalb einen entsprechenden Versuch mit 30 Hühnern begonnen, denen je 2 Polypropylenscheiben subcutan und intraperitoneal implantiert wurden. Nach dem 1. Jahr imponiert die zarte, kaum sichtbare bindegewebige Kapsel der sub-

---

* Persönliche Mitteilung.

cutanen Implantate. Tumoren wurden in dieser Zeit erwartungsgemäß noch nicht beobachtet.

Ein Osteosarkom, 7 Jahre nach Küntschernagelung des Femur beim Hund (BAUER, K. H., 1963, 1965), zeigt wiederum, daß bei diesen Tieren eine Mäusen und Ratten gegenüber wesentlich längere Latenzzeit anzunehmen ist.

*Artspezifische morphologische Unterschiede* bei der Fremdkörpereinheilung sind wahrscheinlich auch von *Bedeutung für die unterschiedliche Sarkomgefährdung und Latenzzeit* bei den verschiedenen Tieren. Ratten reagieren auf Verletzungen und Implantationen von Fremdkörpern mit einer besonders starken sklerosierenden Narbenbildung. Neben der Quantität ist auch die erforderliche Zeit bis zur abgeschlossenen narbigen Einheilung bei den Tieren verschieden. Hierbei bestehen augenfällige Relationen zur unterschiedlichen Latenzzeit. Es ist naheliegend, daß diese unterschiedlichen Latenzzeiten bei den verschiedenen Tierarten in Relation stehen zur unterschiedlich starken und unterschiedlich raschen Ausbildung des präsarkomatösen Narbengewebes.

Bei Ratten und Mäusen ist die Einheilung von inerten Kunststoffen mit der Ausbildung einer avasculären Kapsel spätestens nach 2—4 Monaten abgeschlossen. Beim Menschen hält die Vascularisation einer Narbenbildung über 1—2 Jahre vor, erkennbar an der rötlichen Farbe einer frischen Narbe. Eine plastische Rezidivoperation wird aus diesem Grunde möglichst erst nach einer entsprechenden Zeit, wenn die Vernarbung zur Ruhe gekommen ist, durchgeführt. Hierzu steht die Beobachtung, daß beim Menschen auch keine Narbensarkome mit einer kürzeren Latenzzeit beobachtet werden, in Relation.

Subcutane Acrylimplantate lassen bei Ratten eine stärkere proliferierende Zellschicht noch nach 2 Jahren erkennen, nicht so beim Kaninchen (SLAIS, 1959).

*Zusammenfassend* ist festzustellen, daß die Sarkogenese durch Fremdkörper bei verschiedenen Tierarten und Tierstämmen Unterschiede erkennen läßt. Die Sarkomgefährdung ist unterschiedlich groß, die Latenzzeit unterschiedlich lang. Für Mäuse und Ratten ist die Latenzzeit relativ kurz, für den Menschen beträgt sie nach den bisherigen Beobachtungen Jahre, meist sogar Jahrzehnte. Diese Differenzen sind wahrscheinlich die Folge der artspezifischen Unterschiede in der Bildung von präsarkomatösen Narben.

## 8. Synblastogenese und Antiblastogenese

An der fibrösen Kapsel der eingeheilten Fremdkörper einwirkende zusätzliche physikalische und chemische Noxen können die Sarkomgefährdung erhöhen oder mindern.

Die *Traumatisierung* des Kapselgewebes beispielsweise *verlängert die Latenzzeit.* Wenn über Monate bereits eingeheilte Fremdkörper wieder entfernt werden, kommt es zu einer verzögerten Sarkombildung (Tabelle 5 und 7). Durch den Eingriff werden erneut Entzündungsreaktionen mit einer verstärkten Vascularisation angefacht, die einen „anticarcinogenen Effekt" haben (SALYAMON, 1961).

Die Sarkome entstehen bei den scheibenförmigen Implantaten fast immer gegenüber der glatten, planen Fläche und nicht an der leichter das Kapselgewebe traumatisierenden Kantenregion (NOTHDURFT, 1960). Diese Beobachtung fanden wir in unseren zahlreichen Versuchsserien bestätigt.

Als Beispiel einer *syncarcinogenen Wirkung* (BAUER, K. H., 1949, 1963) untersuchten wir mit 67 männlichen E 3-Ratten die Wirkung von *Röntgenbestrahlungen* auf die Sarkomgefährdung durch subcutan implantierte 2 cm große *Polypropylenscheiben* (Versuchsgruppe III). In der 2. und 3. Versuchswoche erhielten diese Tiere eine Ganzkörperbestrahlung von 600 r in 3 Einzeldosen von je 200 r in 2tägigem Abstand (OTT, VOLLMAR u. HIERONYMI, 1963).

Wohl als Folge dieser Bestrahlung ging über die Hälfte der Tiere bereits in den ersten 6 Monaten meist infolge von Infektionen verloren. Bei den verbliebenen 29 Tieren wurden noch 45 Sarkome bis zum 20. Versuchsmonat beobachtet (Tabelle 3). Aussagekräftige Unterschiede zu anderen Versuchsgruppen bringt die *Probit-Analyse.*

Durch die *zusätzliche Röntgenbestrahlung verkürzt* sich die *Latenzzeit* um annähernd 5 Wochen (Tabelle 5). Die *Sarkomgefährdung ist aber dieselbe* wie nach gleich großen Polypropylenimplantaten ohne zusätzliche Bestrahlung. Die Häufigkeitszunahme in Abhängigkeit von der Versuchsdauer im Wahrscheinlichkeitsnetz verläuft parallel (Abb. 1).

Zusätzliche *chemische Noxen* haben bei dieser Sarkogenese nach Fremdkörpereinheilung einen unterschiedlichen Effekt.

OPPENHEIMER u. Mitarb. (1961) konnten durch eine zusätzliche Einbringung von Polyäthylenpuder oder Glaspuder 4 Monate nach Einpflanzung von Deckgläschen keine nennenswerte Änderung der Sarkomausbeute erzielen. In diesen Tierserien von jeweils 14 Wistar-Ratten betrug die Tumorausbeute 19%, 22% und 25% bei zusätzlichen Polyäthylen- bzw. Glaspuder- und reinen Glasimplantaten. Wurden die Glasscheibchen aber nach 4 Monaten entfernt, so traten keine Sarkome mehr auf, gleichgültig ob dafür entsprechende puderförmige Implantate eingebracht wurden oder nicht.

KOGAN (1955, 1959) konnte durch eine zusätzliche Applikation von Dimethylbenzanthrazen zu Cellophanimplantaten keinen Effekt hinsichtlich der Tumorquote oder der Latenzzeit erzielen.

TOMATIS (1963) implantierte Mäusen unterschiedlich große Glas- und Teflonimplantate subcutan und untersuchte den Effekt einer syncarcinogenen Gabe von Trypanblau und Urethan. Glasscheibchen von 12 mm Kantenlänge und 1,2 mm Dicke führten zu 6 Sarkomen bei 50 Tieren. Nur 2 Tumoren bei insgesamt 50 Tieren wurden registriert, wenn diesen Mäusen lokal alle 14 Tage 1 $cm^3$ 1%iges Trypanblau injiziert wurde. 0,1%iges Urethan im Trinkwasser verkürzt die Tumorlatenzzeit nach Teflonimplantaten nicht. Diese Mäuse starben nach 31—51 Wochen überwiegend an Lungentumoren und Lymphomen; Fremdkörpersarkome waren bis zu diesem Zeitpunkt nicht zu beobachten.

Es muß weiteren Experimenten vorbehalten bleiben festzustellen, welche anderen physikalischen und chemischen Noxen diese Sarkogenese im fibrösen Kapselgewebe verhindern und welche sie fördern.

Aufschlußreich müßten beispielsweise laufende *Cortisongaben* sein, zumal diese auch die Bildung der Kollagenfasern in der Fremdkörperkapsel beeinflussen. Insbesondere interessieren *zusätzliche Infektionen*, welche die proliferierende Entzündung im Implantatbett längere Zeit unterhalten und eine stärkere Vascularisation unterhalten.

PITZLER u. VOIGT (1967) konnten bei insgesamt 300 Wistar-Ratten mit einer experimentell ausgelösten Osteomyelitis 24 Sarkome binnen 14 Monaten beobachten, wobei zusätzliche Fistelauskratzungen und Röntgenbestrahlungen keine nennenswerte Änderung der Sarkomraten brachten.

Auch für die Probleme der *Cocarcinogenese*, das Wissen um selbst nicht geschwulstauslösende aber die Geschwulstbildung fördernde Faktoren, verspricht dieses Modell einer „unspezifischen Krebsverursachung" durch eingeheilte Fremdkörper Aufschlüsse. Hierbei wäre zu klären, ob nicht die an bestimmte Substanzen gebundene Wirkung nur auf einem unspezifischen, den Entzündungsprozeß, die Wundheilung und die präneoplastische Narbenbildung beeinflussenden Effekt beruht.

*Zusammenfassend* ist festzustellen, daß zusätzliche Traumen, andere physikalische und auch chemische Noxen die Sarkomausbeute nach Fremdkörperimplantaten beeinflussen können.

## 9. Sarkogenese bei resorbierbaren Fremdkörpern

Es wurden bisher kaum Tierexperimente mit unterschiedlich rasch resorbierbaren Fremdkörpern durchgeführt. Diese Lücke ist zu schließen, zumal solche Substanzen in zunehmendem Maße als *Nahtmaterial, zur Deckung oder Auffüllung von Gewebsdefekten, als Wundklebemittel, lokale Hämostyptica u. a.* in der Chirurgie verwendet werden.

OPPENHEIMER u. Mitarb. (1955) erwähnen, daß sie neben Holz, Baumwolle und Keratin auch in einer Kontrollgruppe dünne *Kollagenfilme* subcutan Ratten implantierten. Sie berichten bei diesen Tieren aber von keinen Tumoren.

Ein Sarkom, 10 Monate nach subcutaner Implantation eines resorbierbaren, aus Tiersehnen hergestellten Fadens *(Collafil)*, bei einer Ratte beobachteten SCHUBERT u. UHLMANN (1955).

KOGAN u. Mitarb. (1958) konnten mit resorbierbarem Prokollagen und Fibrinfilmen, die sie um Nieren von Ratten legten, keine Tumoren auslösen.

Seit mehreren Jahren werden Kunststoffe, die von lebendem Gewebe abgebaut werden, als *Wundklebemittel* erprobt. Ihre lokale Verweildauer ist von der Menge bzw. Dicke und der chemischen Zusammensetzung dieser Stoffe abhängig. Bei längere Zeit verbleibenden, größeren Implantaten aus diesen Stoffen ist ebenfalls mit Fremdkörpersarkomen zu rechnen.

Page, Larson u. Sigmund (1966) haben einen dieser Wundklebestoffe (Methyl-2-Cyanoacrylat) cancerologisch untersucht. Insgesamt 56 Ratten erhielten 0,1 $cm^3$ und 59 Ratten 0,4 $cm^3$ subcutan injiziert. Lokal fand sich eine vorübergehende entzündliche Reaktion; bei den größeren Injektionsmengen ließ sich der Kunststoff nach einem Jahr noch nachweisen, bei den kleineren Mengen nur noch in 42% nach 6 Monaten und in 14% nach 12 Monaten. Die Versuchsdauer reichte über 19 Monate. Der erste Tumor wurde nach 11 Monaten registriert. Histologisch fand sich in jedem Fall eine Kapsel, welche entweder den Kunststoff oder ein Exsudat enthielt. An der inneren Schicht fand sich histologisch eine Zone von Makrophagen, umgeben von einer Zone mit Fibroblasten und Fibrocyten. 8 Sarkome entstanden bei insgesamt 59 Ratten mit 0,4 $cm^3$ Klebstoff, 2 dieser Tumoren metastasierten in die Lunge. Nur in einem Fall trat ein Fibrosarkom 19½ Monate nach Injektion von nur 0,1 $cm^3$ auf. Zudem wurden mehrere Fibroadenome der Brustdrüsen gesehen, die aber unabhängig von den Implantaten aufgetreten sein dürften. Bei insgesamt 8 Hunden konnte nach solchen Injektionen kein Tumor binnen 2 Jahren Beobachtungszeit ausgelöst werden. Durch eine perorale Applikation ließen sich weder bei Ratten noch bei Hunden Tumoren auslösen.

Heiss (1968) testete an 60 Ratten nach subcutaner, intramuskulärer und intraperitonealer Implantation den Gewebekleber *Butyl-2-Cyanoacrylat*. Die Substanz wurde in einer Dosierung von 0,01 bzw. 0,5 $cm^3$ Ratten subcutan implantiert, als vorher auspolymerisierte Scheibchen, in flüssiger und in Pulverform. Die Substanz war nach 6 Monaten makroskopisch nicht mehr nachweisbar. Trotz einer Beobachtungszeit bis zu 2 Jahren konnte in keinem Fall ein Tumor festgestellt werden.

In den *eigenen Versuchen* wurde *Kollagen unterschiedlicher Herkunft, Struktur und Größe,* durch Chromierung oder Bearbeitung mit Formaldehyd *unterschiedlich rasch resorbierbar,* untersucht. Die Implantate hatten einen *Durchmesser von 1,7 cm,* die *Dicke der Kollagenfolien betrug 0,1 cm, des Kollagenfilzes 0,2—0,3 cm und der Implantate aus Schweinelunge 0,2 bis 0,4 cm.* Insgesamt wurden *3018 Kollagenscheiben* unterschiedlicher Art insgesamt *408 Wistar-Ratten* im Alter von 3 Monaten *subcutan* eingepflanzt. Die Versuche, soweit sie Narkose, Schnittführung und Implantationsorte betreffen, entsprechen den Versuchen mit Polypropylen. 41 Tiere erhielten nur 2 Implantate auf den Rücken (Versuchsgruppe XVI), alle anderen 8.

4 Tierserien erhielten *Kollagenscheiben aus Rindersehnen* (Versuchsgruppe IX, X, XI und XII), welche durch eine Bearbeitung mit Chromsalzlösungen oder Formaldehyd unterschiedlich schwer resorbierbar waren.

*Herstellungsverfahren*:*

Elastinarme Rindersehnen des unteren Sprunggelenkes wurden in Milchsäure zweifach gequollen und durch Filtrierung von Elastin und anderen Verunreinigungen befreit. Nach Ausfällung des filtrierten Kollagens in Aceton wurde eine dünne Kollagenfolie gewonnen. Statt des Ausfällens in Aceton läßt sich das Kollagen auch weitgehend rein durch Gefriertrocknung gewinnen. Es hat danach eine filzartige, weiche Konsistenz, welche aber bei der späteren Bearbeitung mit Chromlösungen zur festen Folienform verändert wird.

---

* Für die Herstellung der Kollagenfolien und für die Bearbeitung der Schweinelunge haben wir der Fa. Ethicon, Hamburg, zu danken.

*In Gruppe IX-I* wurde das in Aceton ausgefällte Kollagen in einem Bad aus Chromsäure, Pyrogallol und Formalin chromiert. Hierbei war der pH-Wert normiert, die Menge der Lösung und die Konzentration der Stoffe in der Lösung waren abgestimmt auf die Menge des Kollagens. Das Chrom war nach dieser Bearbeitung 5-wertig an das Kollagen gebunden. Der Chromgehalt entsprach in diesen Folien 0,3—0,5% $Cr_2O_3$ bezogen auf das Trockengewicht des Kollagens. Die Kollagenfolie wurde zudem für 4 Std in Formaldehyddampf gelegt.

*In Gruppe X-K* erfolgte eine entsprechende Bearbeitung des Kollagens mit höher konzentrierter Chromlösung. Der Chromgehalt entsprach hiernach 0,9 bis 1,2% $Cr_2O_3$ bezogen auf das Trockengewicht der Kollagenfolie. Die Folie wurde abschließend für 24 Std in gesättigten Formaldehyddampf gelegt.

*In Gruppe XI-L* erfolgte keine Chromierung, das Kollagen wurde hier für 4 Std in einen gesättigten Formaldehyddampf gebracht; hiernach kam es für 30 min in reinen Sauerstoff und sodann für einige Minuten in mittelstarke Salzsäure. Die Bearbeitung wurde abgeschlossen durch eine Behandlung mit verschiedenen Aldehyden und mit $NH_3$-Dämpfen.

*In Gruppe XII-M* wurde das unchromierte Kollagen für insgesamt 24 Std in gesättigten Formaldehyddampf gebracht, sodann wie in der Gruppe I-C weiterbearbeitet.

In 4 weiteren Tierserien (Versuchsgruppe XIII, XIV, XV und XVI) wurde *Kollagen aus Schweinelunge* implantiert. Mit Hilfe einer Durchspülung des Bronchialbaumes mit Wasserstoffsuperoxyd ließen sich die cellulären und übrigen Eiweißstoffe weitgehend entfernen. Durch Bearbeitung mit Chromlösungen wurde auch dieses natürliche Kollagengerüst unterschiedlich rasch resorbierbar gemacht.

## *Herstellungsverfahren*:*

Die Plättchen der Schweinelungen stellten wir aus Lungen frisch geschlachteter Tiere her. Nach der Abpräparierung des Hilusgewebes und Darstellung des Hauptbronchus sowie der Arteria pulmonalis wurden die Lungen über die Arterie für etwa 2 Std bei einem Druck von 10—15 mm Hg mit Wasser durchspült. Das noch in den Lungen verbliebene Wasser wurde von Hand ausgepreßt. Anschließend wurde eine 10%ige $H_2O_2$-Lösung für ca. 6 Std abwechselnd über die Arteria pulmonalis bzw. den Hauptbronchus eingebracht. Zwischendurch war ein mehrmaliges Auspressen der Lunge erforderlich, um das sich ansammelnde Wasser wieder zu entfernen. Abschließend wurden die Lungen für 48—60 Std mit Preßluft gleichzeitig über den Hauptbronchus und die Arteria pulmonalis aufgeblasen und getrocknet. So entstand schließlich ein offen-poröses Kollagengerüst, dessen Aussehen an Holundermark erinnert und das leicht in jede gewünschte Form geschnitten werden konnte. Diese Schweinelungenpräparate entstammen unseren Experimenten zur Entwicklung von Hautprothesen aus natürlich vorgegebenen Kollagenstrukturen (Ott, 1970).

*In Gruppe XIII-N* wurde ohne zusätzliche Bearbeitung dieses Kollagengerüst den Ratten implantiert.

*In Gruppe XIV-O* wurde das Lungenkollagen entsprechend der Bearbeitung des Rindersehnenkollagens in Gruppe I A chromiert. Die Lösung aus Chromsäure und Pyrogallol wurde über den Hauptbronchus eingeführt. Anschließend wurde

---

* s. Fußnote S. 48.

das Präparat mit Wasser gespült und nochmals mit Preßluft für 48—60 Std getrocknet.

*In Gruppe XV-P und XVI-Q* wurde das Lungenkollagen entsprechend dem Verfahren in der Versuchsgruppe X mit einer Chromlösung höherer Konzentration bearbeitet.

Die Versuche mit Kollagen gliederten sich insgesamt in *8 Gruppen:*

*Rindersehnenkollagen*

*Versuchsgruppe IX:* 50 Ratten erhielten je 8 *verzögert* resorbierbare, *wenig chromierte* Kollagenfolien von 1,7 cm Durchmesser und 0,1 cm Dicke subcutan.

*Versuchsgruppe X:* 49 Ratten erhielten je 8 *unresorbierbare, stark chromierte* Kollagenfolien von 1,7 cm Durchmesser und 0,1 cm Dicke subcutan.

*Versuchsgruppe XI:* 59 Ratten erhielten je 8 *leicht resorbierbare, unchromierte* Kollagenfolien von 1,7 cm Durchmesser und 0,1 cm Dicke subcutan.

*Versuchsgruppe XII:* 59 Ratten erhielten je 8 durch Behandlung mit Formaldehyd *schwer resorbierbare, unchromierte* Kollagenfolien von 1,7 cm Durchmesser und 0,1 cm Dicke subcutan.

*Schweinelunge offen-porös*

*Versuchsgruppe XIII:* 50 Ratten erhielten je 8 scheibenförmige Implantate, *leicht resorbierbar, unchromiert,* von 1,7 cm Durchmesser und 0,2 bis 0,4 cm Dicke.

*Versuchsgruppe XIV:* 50 Ratten erhielten je 8 scheibenförmige Implantate, *verzögert resorbierbar, wenig chromiert,* von 1,7 cm Durchmesser und 0,2—0,4 cm Dicke.

*Versuchsgruppe XV:* 50 Ratten erhielten je 8 scheibenförmige Implantate, *unresorbierbar, stark chromiert,* von 1,7 cm Durchmesser und 0,2 bis 0,4 cm Dicke.

*Versuchsgruppe XVI:* 41 Ratten erhielten je 2 scheibenförmige Implantate, *unresorbierbar, stark chromiert,* von 1,7 cm Durchmesser und 0,2 bis 0,4 cm Dicke.

Die *Ergebnisse* dieser Experimente (Tabelle 8) zeigen:

1. Kollagenfolien, welche in den ersten 4—6 Monaten abgebaut werden, führen zu keiner Sarkombildung.

2. Handelsübliche Chromlösungen, 3- und 5-wertig an Kollagen gebunden, bei Ratten subcutan eingebracht, sind nicht cancerogen. Es entstehen keine bösartigen Geschwulste binnen 20 Monaten Versuchsdauer, wenn das Implantat innerhalb der ersten 6 Monate resorbiert wird.

3. Folienförmige, durch Gerbung mit Chromsalzlösungen unresorbierbare Kollagenimplantate aus Rindersehnen wie auch unresorbierbare, offenporöse Schweinelunge können nach einer auffallend langen Latenzzeit zu Sarkomen führen.

Tabelle 8. *Kollagenfolien und offen-poröse Kollagengerüste (Schweinelunge) unterschiedlich resorbierbar als Rundscheiben von 1,7 cm Durchmesser, Wistar-Ratten subcutan implantiert. Zahl der überlebenden Ratten, der noch im Versuch befindlichen Implantate sowie der beobachteten Sarkome in Abhängigkeit von der Versuchsdauer*

| | | Versuchsdauer (Monate) | Start | 7 | 8 | 9 | 10 | 11 | 12 | 13 | 14 | 15 | 16 | 17 | 18 | 19 | 20 |
|---|---|---|---|---|---|---|---|---|---|---|---|---|---|---|---|---|---|
| IX = I | Kollagenfolie | (0) Überlebende Ratten | 50 | 40 | 35 | 31 | 2[illegible] | 25 | 23 | 20 | 18 | 17 | 16 | 13 | 11 | 9 | 8 |
| | (resorbierb. chromiert) | (1) Zahl d. verbliebenen Implantate (ohne nachweisbare Tumoren) | 400 | 320 | 280 | 248 | 224 | 200 | 184 | 160 | 144 | 136 | 128 | 104 | 88 | 72 | 64 |
| | n. 2—6 Mon. resorbiert | (2) bislang beobachtete Zahl von Sarkomen | — | — | — | — | — | — | — | — | — | — | — | — | — | — | — |
| | | (3) = (1) + (2) | 400 | 320 | 280 | 248 | 224 | 200 | 184 | 160 | 144 | 136 | 128 | 104 | 88 | 72 | 64 |
| X = K | Kollagenfolie | (0) Überlebende Ratten | 49 | 38 | 28 | 25 | 2[illegible] | 19 | 16 | 13 | 10 | 9 | 9 | 8 | 7 | 5 | 2 |
| | (unresorbierb. chromiert) | (1) Zahl d. verbliebenen Implantate (ohne nachweisbare Tumoren) | 392 | 304 | 224 | 200 | 176 | 152 | 128 | 104 | 80 | 72 | 72 | 64 | 56 | 40 | 16 |
| | n. 20 Mon. (Vorvers.) | (2) bislang beobachtete Zahl von Sarkomen | — | — | — | — | — | — | — | — | — | — | — | 1 | 1 | 1 | 1 |
| | nicht vollst. resorbiert | (3) = (1) + (2) | 392 | 304 | 224 | 200 | 176 | 152 | 128 | 104 | 80 | 72 | 72 | 65 | 57 | 41 | 17 |
| XI = L | Kollagenfolie | (0) Überlebende Ratten | 59 | 40 | 29 | 27 | 26 | 25 | 24 | 24 | 23 | 19 | 16 | 12 | 10 | 7 | 4 |
| | (resorbierb. unchromiert) | (1) Zahl d. verbliebenen Implantate (ohne nachweisbare Tumoren) | 472 | 320 | 232 | 216 | 208 | 200 | 192 | 192 | 184 | 152 | 128 | 96 | 80 | 56 | 32 |
| | n. 2 Mon. resorbiert | (2) bislang beobachtete Zahl von Sarkomen | — | — | — | — | — | — | — | — | — | — | — | — | — | — | — |
| | | (3) = (1) + (2) | 472 | 320 | 232 | 216 | 208 | 200 | 192 | 192 | 184 | 152 | 128 | 96 | 80 | 56 | 32 |
| XII = M | Kollagenfolie | (0) Überlebende Ratten | 59 | 41 | 39 | 31 | 30 | 29 | 28 | 26 | 25 | 23 | 22 | 20 | 19 | 12 | 9 |
| | (schwer resorbierb., | (1) Zahl d. verbliebenen Implantate (ohne nachweisbare Tumoren) | 472 | 328 | 264 | 248 | 240 | 232 | 224 | 208 | 200 | 184 | 176 | 160 | 152 | 96 | 72 |
| | unchromiert) n. 2—6 Mon. | (2) bislang beobachtete Zahl von Sarkomen | — | — | — | — | — | — | — | — | — | — | — | — | — | — | — |
| | resorbiert | (3) = (1) + (2) | 472 | 328 | 264 | 248 | 240 | 232 | 224 | 208 | 200 | 184 | 176 | 160 | 152 | 96 | 72 |

Tabelle 8 (Fortsetzung)

| | | Versuchsdauer (Monate) | Start | 7 | 8 | 9 | 10 | 11 | 12 | 13 | 14 | 15 | 16 | 17 | 18 | 19 | 20 |
|---|---|---|---|---|---|---|---|---|---|---|---|---|---|---|---|---|---|
| XIII = N | Lunge (resorbierb.) n. 2—6 Mon. resorbiert | (0) Überlebende Ratten | 50 | 49 | 48 | 48 | 48 | 45 | 43 | 40 | 38 | 36 | 34 | 30 | 26 | 25 | 25 |
| | | (1) Zahl d. verbliebenen Implantate (ohne nachweisbare Tumoren) | 400 | 392 | 384 | 384 | 384 | 360 | 344 | 320 | 304 | 288 | 272 | 240 | 208 | 200 | 200 |
| | | (2) bislang beobachtete Zahl von Sarkomen | — | — | — | — | — | — | — | — | — | — | — | — | — | — | — |
| | | (3) = (1) + (2) | 400 | 392 | 384 | 384 | 384 | 360 | 344 | 320 | 304 | 288 | 272 | 240 | 208 | 200 | 200 |
| XIV = O | Lunge (resorbierb. chromiert) n. 2—6 Mon. resorbiert | (0) Überlebende Ratten | 50 | 40 | 37 | 37 | 37 | 34 | 31 | 30 | 29 | 28 | 27 | 25 | 24 | 22 | 21 |
| | | (1) Zahl d. verbliebenen Implantate (ohne nachweisbare Tumoren) | 400 | 320 | 296 | 296 | 296 | 272 | 248 | 240 | 232 | 224 | 216 | 200 | 192 | 176 | 168 |
| | | (2) bislang beobachtete Zahl von Sarkomen | — | — | — | — | — | — | — | — | — | — | — | — | — | — | — |
| | | (3) = (1) + (2) | 400 | 320 | 296 | 296 | 296 | 272 | 248 | 240 | 232 | 224 | 216 | 200 | 192 | 176 | 168 |
| XV = P | Lunge (unresorbierb. chromiert) n. 12—20 Mon. nicht ganz resorbiert | (0) Überlebende Ratten | 50 | 45 | 43 | 43 | 43 | 40 | 37 | 36 | 35 | 34 | 33 | 30 | 28 | 26 | 25 |
| | | (1) Zahl d. verbliebenen Implantate (ohne nachweisbare Tumoren) | 400 | 360 | 344 | 344 | 344 | 320 | 296 | 288 | 280 | 272 | 264 | 240 | 224 | 208 | 200 |
| | | (2) bislang beobachtete Zahl von Sarkomen | — | — | — | — | — | — | — | — | — | — | — | — | 2 | 2 | 2 |
| | | (3) = (1) + (2) | 400 | 360 | 344 | 344 | 344 | 320 | 296 | 288 | 280 | 272 | 264 | 240 | 226 | 210 | 202 |
| XVI = Q | Lunge (unresorbierb. chromiert) n. 12—20 Mon. nicht ganz resorbiert | (0) Überlebende Ratten | 41 | 39 | 38 | 38 | 38 | 33 | 29 | 29 | 29 | 29 | 29 | 28 | 27 | 25 | 23 |
| | | (1) Zahl d. verbliebenen Implantate (ohne nachweisbare Tumoren) | 82 | 78 | 76 | 76 | 76 | 66 | 58 | 58 | 58 | 58 | 58 | 56 | 54 | 50 | 46 |
| | | (2) bislang beobachtete Zahl von Sarkomen | — | — | — | — | — | — | — | — | — | — | — | — | — | — | — |
| | | (3) = (1) + (2) | 82 | 78 | 76 | 76 | 76 | 66 | 58 | 58 | 58 | 58 | 58 | 56 | 54 | 50 | 46 |

Das erste Sarkom trat nach 17 Monaten Latenzzeit bei einer unresorbierbar chromierten Kollagenscheibe auf (Abb. 7). Diese Latenzzeit ist wesentlich länger als bei gleich großen Kunststoffimplantaten.

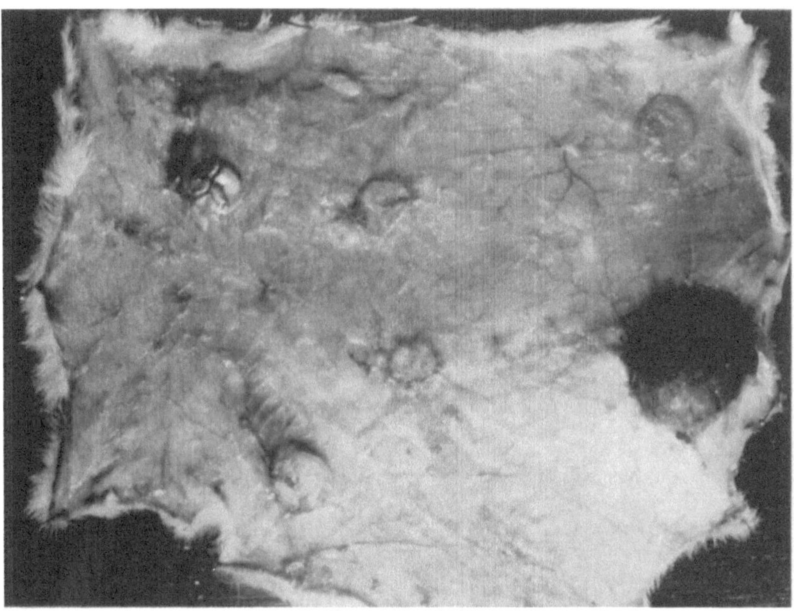

Abb. 7 a. Sarkom 17 Monate nach subcutaner Implantation von unresorbierbarer, chromierter Kollagenfolie. Der Tumor geht unmittelbar vom umgebenden Gewebe am Implantationsort aus

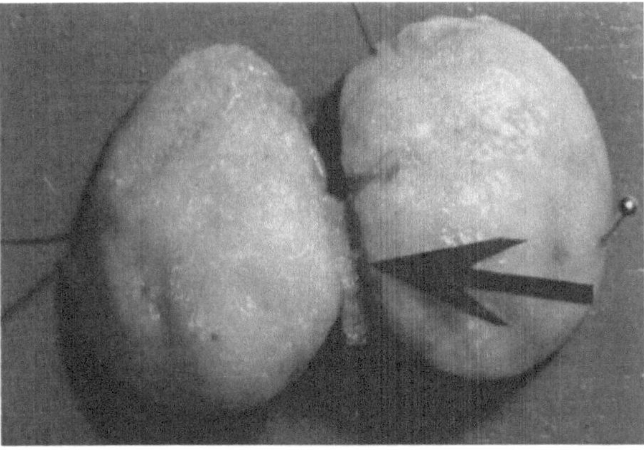

Abb. 7 b. Schnittfläche des Spindelzellsarkoms ausgehend von der Narbenkapsel der subcutan implantierten, unresorbierbaren Kollagenfolie, deren Reste noch erkennbar sind (Pfeil)

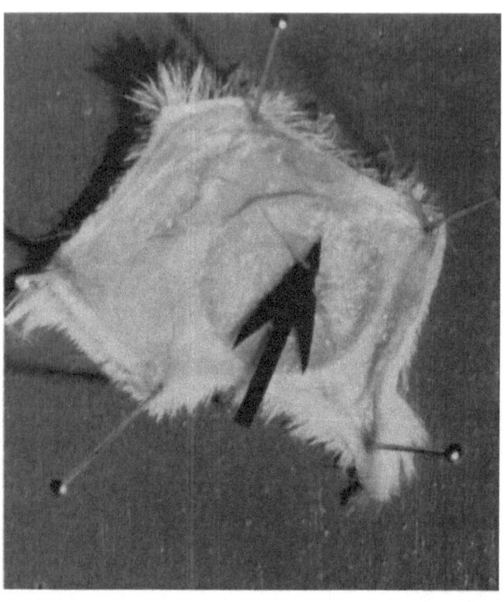

Abb. 8. Auffallend dünne Narbenkapsel 17 Monate nach subcutaner Implantatio einer Rundscheibe aus nicht resorbierbarem Kollagen

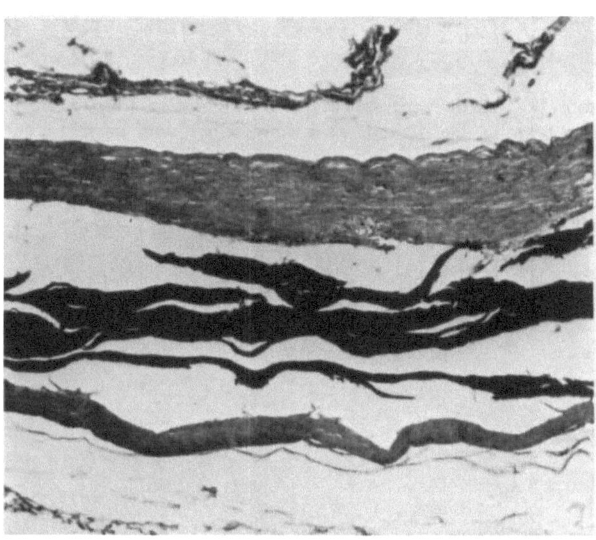

Abb. 9. Schmale Narbenkapsel um eine unresorbierbare Kollagenfolie 3 Monate nac subcutaner Implantation. Das Narbengewebe (grau) ist gefäßlos, zellarm un faserreich. Keine Schichtung der Narbenkapsel. Die Kollagenfolie (schwarz) i: durch die Entwässerung in der Einbettungstechnik aufgefasert (Paraffineinbettun; Hämalaun-Eosin-Färbung; 100fache Vergrößerung)

4. Vergleichende quantitative Aussagen sind bei der geringen Tumorausbeute nicht möglich. Die Sarkomgefährdung ist aber zweifelsohne wesentlich niedriger gegenüber gleich großen Kunststoffimplantaten.

5. Die histologischen Befunde bei der Sarkogenese mit solchen resorbierbaren Stoffen entspricht den bekannten Befunden bei der Sarkogenese von Fremdkörpersarkomen.

Die Einheilung der unresorbierbaren Kollagenimplantate gleicht den *histologischen Befunden* bei anderen Fremdkörpern. Das unresorbierbare Kollagen ist nach 3 Monaten von einer schmalen Narbenkapsel umgeben (Abb. 8 und 9). Diese fibröse Kapsel zeigt keine Schichtung, umgibt die makroskopisch erkennbaren Kollagenreste und enthält noch einzelne Gefäße, Fibrocyten und ganz selten Fibroblasten. — Unchromierte und leicht resorbierbare sowie wenig chromierte Kollagenimplantate sind bereits nach 2—3 Monaten resorbiert; es verbleibt keine histologisch nachweisbare Narbenbildung. Bei verzögert resorbierbarem Kollagen finden sich neben der partiellen Resorption nach 2 Monaten auch Fremdkörperriesenzellen bei einer reichlichen Bildung eines älteren, vernarbten, gefäßreichen bis gefäßarmen Granulationsgewebes. Wird aber das Kollagen in den ersten Wochen abgebaut, so wandelt sich schließlich das resorptiv tätige Granulationsgewebe in ein Narbengewebe um, welches in normales Bindegewebe umgebaut wird.

*Historischer Rückblick.* Die Entwicklung von medizinisch anwendbarem Catgut bzw. Kollagen beginnt mit den Versuchen von LISTER (1869), der karbolisierte Darmseiten zur Ligatur von Gefäßen verwendete. Seine Vermutung, daß dieses Material zu lebendem Gewebe organisiert würde, konnte durch die Untersuchungen von LESSER (1884) widerlegt werden, der die Resorbierbarkeit dieses Materials erstmals beschreibt. Sein Catgut selbst bezog er aus London von dem Lieferanten von LISTER. Die ursprünglich immer wieder beobachteten Mißerfolge, Infekte, Wundstarrkrampferkrankungen u. a. gingen zu Lasten der mangelhaften Asepsis und Antisepsis. Die Herstellungsverfahren wurden schließlich verbessert, die Resorbierbarkeit durch Jodierung, Gerbung, Chromierung und andere Verfahren unterschiedlich, die Anwendung vielseitiger. Bis zu walnußgroße Catgutbündel wurden bereits als Gewebsplomben nach Mamma-Amputationen in die Axilla, vor allem aber zum Verschluß von Bruchpforten implantiert (GLUCK, 1881; FISCHER, 1889; THIEN, 1889; CRAMER, 1889, u. a.). Hier finden sich die ersten morphologischen Untersuchungen zu den wieder aktuell gewordenen Kollagenplomben (HAMPERL u. LUHR, 1964; LUHR u. HAMPERL, 1964; ROGGATZ, 1965).

*Alles in allem* lassen die vorliegenden tierexperimentellen Ergebnisse mit resorbierbarem und unresorbierbarem Kollagen folgende Schlüsse zu, die wohl gleichermaßen für lokale Hämostyptica (Lit. s. BESELER, 1963), Wundkleber u. a. resorbierbare, solide (wahrscheinlich auch ölige und unresorbierbare flüssige) Stoffe gelten dürften:

1. Eine rasche Resorption (bei Ratten unter 6 Monaten) ohne nennenswerte bleibende Narbenbildung vermeidet die Auslösung von Fremdkörpersarkomen.

2. Eine anhaltende chronische Entzündung in Zusammenhang mit resorptiv tätigem Granulationsgewebe mindert die Sarkomgefährdung. Diese Geschwülste entstehen erst in einem präsarkomatösen, avasculären Narbengewebe.

3. Die meist kleinen implantierten Mengen (bei Wundklebern durchschnittlich von 0,01—0,1 $cm^3$) dürften unterhalb einer für die Sarkogenese bedeutsamen Implantatgröße liegen.

4. Insgesamt ist eine Sarkomgefährdung durch resorbierbare Stoffe nur dann wahrscheinlich, wenn durch sie eine vermehrte präsarkomatöse Narbenbildung ausgelöst wird.

5. Die handelsübliche Bearbeitung des Kollagens mit 3- und 5-wertigen Chromsalzlösungen ist, bei Ratten subcutan getestet, nicht cancerogen.

# IV. Histopathogenese und biologische Eigenschaften

Fremdkörpersarkome entstehen ausnahmslos in der fibrösen, avasculären Kapsel. Dieses Narbengewebe ist eine Präsarkomatose. Sie bildet sich bei inerten Stoffen wie Kunststoffen und Edelmetallen in nennenswerter Quantität nur bei soliden, relativ großen, nicht aber bei pulverförmigen Implantatformen. Histologisch finden sich *Unterschiede in der Menge dieses präsarkomatösen Gewebes je nach der Form, d. h. je nach Größe, Oberflächenbeschaffenheit und Porosität, je nach Gewebsverträglichkeit des implantierten Materials, Verweildauer des Fremdkörpers, Körperregion der Implantation, Art des Körpergewebes, Tierart und evtl. zusätzlichen, die Wundheilung beeinflussenden Faktoren.* Dabei finden sich zahlreiche Beziehungen zur unterschiedlichen Sarkomgefährdung. Es ist ein Anliegen dieser Untersuchungen wie auch des ergänzenden Literaturstudiums *zu zeigen, daß diese Vielfalt für die Blastogenese der Fremdkörpersarkome bedeutsamer Faktoren allein durch eine unterschiedliche Quantität des gebildeten gefäßarmen, präsarkomatösen Narbengewebes zu interpretieren ist.*

## 1. Ausbildung der präsarkomatösen Narben

*Präsarkomatöses Narbengewebe* bildet sich nach einer subcutanen Einheilung von soliden Fremdkörpern entsprechender Größe binnen weniger

Wochen regelmäßig aus. Mit dem Schwund des Zellreichtums kommt es zu einer zunehmenden Faserentwicklung, gleichzeitig schwinden die Capillaren, es bildet sich eine fibröse Kapsel um den Fremdkörper wahrscheinlich mit einer zunehmenden Tendenz zur Narbenschrumpfung. Jedenfalls liegt diese Kapsel schließlich straff gespannt den Kunststoffscheibchen an (Abb. 10).

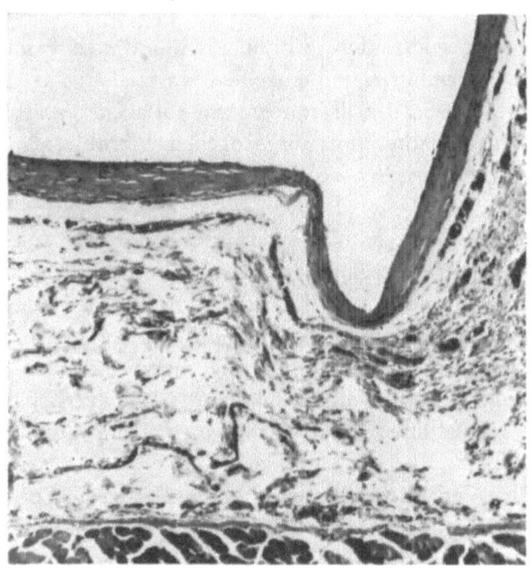

Abb. 10. Narbenkapsel (grau) 2 Monate nach subcutaner Implantation von einer Polypropylenscheibe. Dieses Narbengewebe ist gefäßlos, zellarm und faserreich. Keine Schichtung der Narbenkapsel. Rechts: Lockere Vascularisation und Hyperämie in der Umgebung der Narbenkapsel. Unten: Muskelplatte des Panniculus carnosus (dunkelgrau). (Paraffineinbettung, Trichrom-Färbung nach Masson-Goldner; 16fache Vergrößerung)

Nach 10 Tagen wird diese bindegewebige Kapsel um die impermeablen Kunststoffe nachweisbar. Sie besteht zunächst aus lockerem zellreichem Gewebe, das bis zur 4. Woche zunimmt. In der 2. Woche zeigen sich eine vermehrte Faserbildung und zahlreiche Capillarsprossen. Nach einem Monat besteht die Kapsel aus dünnen kollagenen Fasern mit einzelnen Fibroblasten. Lokale Proliferationen derselben sind noch stellenweise nachweisbar. Im 2. Monat bleibt die Zahl der Fibroblasten und Makrophagen im Innern der Kapsel weitgehend gleich; zugleich hat die Dicke der kollagenen Fasern zugenommen (Contzen, 1963, 1967).

In der Phase zwischen dem 2. und 6. Monat, der sog. „Ruhepause“ (Oppenheimer u. a., 1959, Danishefsky u. a., 1959), nach Mohr (1959) die „Phase der endogenen Kanzerisierung“, täuscht das morphologische Bild scheinbarer Zellruhe über den biochemisch nachweisbaren regen Stoffwechsel. Danishefsky u. Mitarb. (1958, 1959) konnten mit radioaktiv markiertem $Na_2SO_4$ einen lebhaften Stoffwechsel an Polysacchariden im Kapselgewebe nachweisen, der vom 2.—4. Monat am höchsten ist, bis zum 7. stetig abnimmt und hiernach vereinzelt erneut ansteigt.

Dieser Stoffwechsel ist zu allen Zeiten im Kapselgewebe höher als im Bindegeweb der Umgebung (OPPENHEIMER u. a., 1959). Zahlreiche histochemische Untersuchun gen sichern dies auch für andere Stoffgruppen (VASILIEV u. a., 1962).

ALEXANDER u. HORNING (1959), sowie DANISHEFSKY u. Mitarb. (1959 beobachteten zwischen dem 3.—6. Monat eine *konzentrische Dreischichtun; der fibrösen Kapselwand;* die sich auch bei den eigenen histologischen Unter suchungen findet:

a) Eine äußere perikapsuläre Schicht aus kollagenen Fasern mit kleine ren Blutgefäßen, Fibroblasten und einzelnen Mastzellen;

b) in der mittleren Schicht dicht gelagerte kollagene Faserbündel paralle zur Fremdkörperoberfläche, mit ausgezogenen Fibroblasten, meist bereit fehlenden Capillaren zwischen den Fasern und mit kleinen Gruppen jünge rer Fibroblasten;

c) die innerste Schicht enthält fusiforme, sphärische und irregulär ge formte Zellen nahe der inneren Oberfläche, ähnlich aktivierten Fibroblasten

MOHR (1959) sah zudem eine Dreischichtung der fibrösen Kapsel selbst dabei fand er unterschiedliche Spannungszustände der Kapselfasern, beding durch die Kapselschrumpfung: Während die implantatnahen und implantat fernen Kapselanteile noch wellig und geschlängelt verliefen, zeigten di Fasern in der Kapselinnenschicht nach seinen Untersuchungen einen ge streckten Verlauf.

In den eigenen Versuchen konnte bei implantierten Polypropylen-, mace rierten Knochen-, Kollagen- und Zinnscheiben eine solche *Dreischichtung* wie sie von MOHR (1959) beschrieben wird, *nicht beobachtet* werden. Ein Schichtung der mittleren, vorwiegend aus kollagenen Fasern bestehendei Kapselschicht in eine lockere innere, eine straffe mittlere und wiederun lockere äußere Schicht konnten wir weder nach 2—3 Monaten noch nad 6 Monaten und später erkennen.

Die *Einheilung verschiedenartiger Fremdkörper* erfolgt tierspezifisch wie jede Wundheilung in mehreren Phasen. Hierbei ist eine exsudative, ein proliferative Phase sowie die abschließende Narbenbildung zu unterscheiden Ein Fremdkörper im Wundgebiet ist immer eine Komplikation für di Wundheilung. Die Vorgänge sind *quantitativ verschieden,* je nachdem ol der Fremdkörper zur Auflösung kommt, einheilt, nach einer gewissen Zei wieder entfernt wird, eine unterschiedliche Gewebsverträglichkeit hat ode zusätzlich infiziert ist.

Bei implantierten macerierten Knochenspänen aus Kompakta ist *de Proliferationsprozeß* — kenntlich am Vorkommen von Fibroblasten — nach etwa 15 Tagen abgeschlossen. Nach 30 Tagen ist der Vernarbungspro zeß stationär geblieben. — Bei Spongiosa ist demgegenüber der Prolife rationsprozeß nach 8 Tagen bereits weitgehend abgeschlossen. Die Narben bildung hält zunächst bis zum 15. Tag an, um nach etwa 30 Tagen in ein erneutes Proliferationsstadium, kenntlich am Vorkommen von Fibroblasten

Tabelle 9. *Histologischer Vergleich der subcutanen Einheilung verschiedener Fremdkörperscheiben nach 2—3 Monaten Versuchsdauer bei Ratten*

| Implantat | Granulationsgewebe | Narbengewebe | Zellulation | | | | | | | Gefäße | Kollagene Fasern | Implantatreste |
|---|---|---|---|---|---|---|---|---|---|---|---|---|
| | | | Ery | Leuko | Lympho | FKRZ | Histiocyten | Fibroblasten | Fibrocyten | | | |
| Polypropylen | — | + | — | — | — | — | — | + | + | — | +++ | +++ |
| Kieler Knochenspan | | | | | | | | | | | | |
| a) Kompakta | — | ++ | — | — | — | — | — | — | (+) | (+) | +++ | +++ |
| b) Spongiosa | — (als Zwischengewebe vorhanden) | ++ | — | (+) | (+) | — | + | (+) | (+) | — (im Zwischengewebe vorhanden) | ++ | +++ |
| Kollagen | | | | | | | | | | | | |
| a) resorbierbar | — | — | — | — | — | — | — | — | — | — | — | — |
| b) unresorbierbar | — | + | — | — | — | — | — | (+) | + | (+) | +++ | +++ |
| Zinnfolie | (+) | + | — | — | — | + | + | (+) | + | + (reichlich im Zwischengewebe) | ++ | +++ |

+ = wenig; ++ = mäßig viel; +++ = reichlich. FKRZ = Fremdkörperriesenzellen.

einzutreten. — Bei der Zinnfolie ist nach 2 Monaten immer noch eine schwache Proliferation, kenntlich am Vorkommen von Histiocyten und Fibroblasten, nachweisbar. Die Gefäße sind hier noch nicht verschwunden, der Faserreichtum des Narbengewebes ist vergleichsweise mäßig stark (Tabelle 9).

An der *unmittelbaren Kontaktfläche* mit dem Fremdkörper finden sich nach einer Implantationsdauer von 2—3 Monaten ebenfalls histologische Unterschiede. Die endothelartige Innenschicht ist bei allen drei Implantaten einschichtig (Abb. 11 a und b). Eine resorptive Tätigkeit wird beim Polypropylen vermißt, kann dagegen bei Spongiosa- und Zinnimplantaten verzeichnet werden. — Bei Zinnfolien ist ein zell- und capillarreiches Granulationsgewebe an der Grenzzone, d. h. unmittelbar an den Lamellen der Folie, nicht nachweisbar. Jedoch findet sich in dem Raum zwischen den parallelen Folien, ähnlich wie beim Spongiosaimplantat, ein capillarreiches, lockeres Bindegewebe (Abb. 14).

Das faserreiche, gefäßarme Narbengewebe umgibt nach 2 Monaten sowohl Polypropylen-, unresorbierbare Kollagen-, Zinn-, macerierte Knochenspäne aus Kompakta- und spongiösen Knochenscheibchen. Allerdings hat sich im Innern der Spongiosahohlräume, entlang den Knochenbälkchen, eine zusätzliche, etwas dünne fibröse Narbenschicht ausgebildet. Bei diesen Implantaten beträgt daher die Quantität des präsarkomatösen Gewebes ein Vielfaches gegenüber anderen gleichgroßen Fremdkörpern (Abb. 3 b und 13). Resorbierbares Kollagen ist vollständig verschwunden, eine fibröse Schwielenbildung ist nicht nachweisbar. Die Kapseldicke nimmt mit der Versuchsdauer, etwa ab der 6. Woche beginnend, bis zum 12. Monat ab (NEUMANN, 1956, u. a.).

Ein synoptischer Vergleich der histologischen Befunde nach 2—3 Monaten Implantationsdauer ist in der Tabelle 9 zusammengestellt.

*Alles in allem,* die Präsarkomatose bildet sich regelmäßig aber unterschiedlich rasch und in unterschiedlicher Quantität um implantierte Fremdkörper. Eine mehrschichtige Struktur der mittleren Kapselschicht, die vorwiegend aus kollagenen Fasern besteht, konnte nicht festgestellt werden. Die Proliferationsphase und Vascularisation des Wundbettes und damit auch die Quantität der avasculären Narbe ist abhängig von der Gewebeverträglichkeit und der Form des Fremdkörpers.

## 2. Morphologie des Geschwulstkeimes

An welcher Stelle der *Sarkomkeim in der präsarkomatösen Kapsel* entsteht, ist umstritten. Eine Klärung ist schwierig, weil die Vorgänge der Entzündung und Regeneration nicht scharf von den ersten Phasen einer Präneoplasie und eventuell malignen Wuchsform abzugrenzen sind. Die

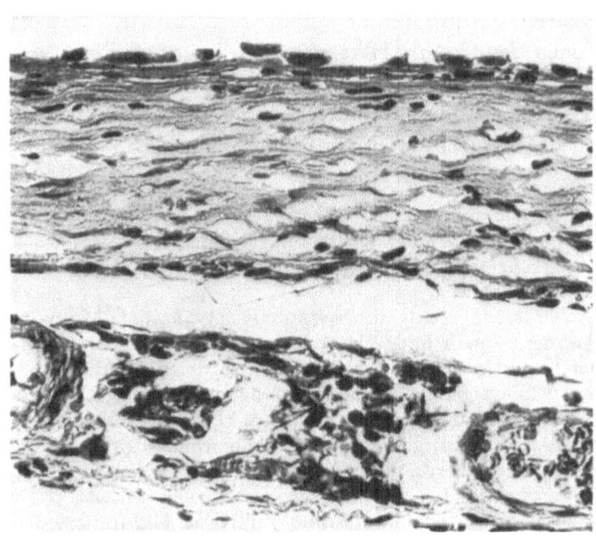

Abb. 11 a. Innerste Schicht (oben) der Bindegewebskapsel 2 Monate nach subcutaner Polypropylen-Implantation, vorwiegend aus Fibroblasten bestehend. Unten: Kleine Blutgefäße der Subcutis (Paraffineinbettung, Hämalaun-Eosin-Färbung; 100fache Vergrößerung)

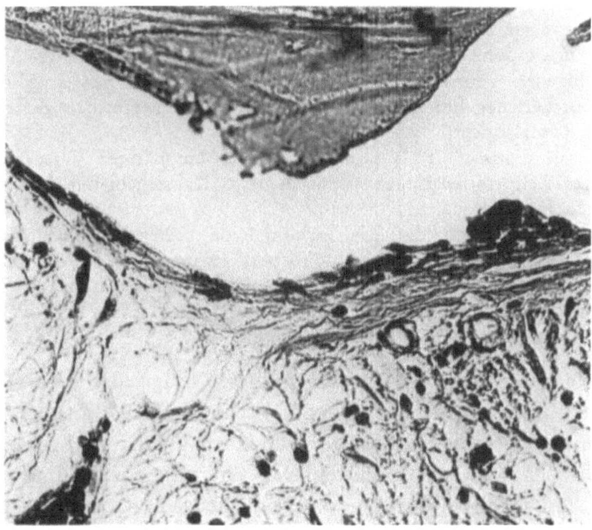

Abb. 11 b. Innerste Schicht der Bindegewebskapsel 2 Monate nach subcutaner Implantation eines spongiösen Kieler Knochenspans. Oben: Rand des Spongiosaspans. Unten: Bindegewebskapsel mit einer aus Fibrocyten und kleinen Histiocyten bestehenden innersten Zellschicht (Paraffineinbettung, Trichrom-Färbung nach Masson-Goldner; 100fache Vergrößerung)

Zonen vermehrter Zellproliferation nach 6—8 Monaten müssen nicht zugleich die Zonen des Geschwulstkeimes sein. Einige Autoren vermuten die Geschwulstkeime unmittelbar an der Grenzfläche zu den Implantaten, andere in der Mittelschicht, wiederum andere sehen die Mutterzellen in abgeschilferten Zellen, die sich frei im serösen Exsudat um die Implantate finden.

Oppenheimer u. Mitarb. (1958, 1959) sahen die Geschwulstkeime nach über 6 Monate dauernder Implantation in Zentren erhöhter Zellaktivität, die sie stets unmittelbar in Nachbarschaft der Kunststoffe bobachten konnten. Sie kommen zu dieser Schlußfolgerung aufgrund monatlich durchgeführter morphologischer Untersuchungen der Kapselgewebe.

Demgegenüber sahen Mohr u. Nothdurft (1958) und Mohr (1959) diese Keimzentren in der — nach ihren Untersuchungen — besonders mangelhaft durchbluteten, unter besonderer Spannung stehenden mittleren Schicht, also im Kapselinnern. Sie untersuchten gerade erkennbar werdende, lokalisierte Knötchen, welche in Parallelversuchen zu Sarkomen heranwuchsen. Hier schien das Gewebe am längsten mangelhaft durchblutet, die Capillaren komprimiert (Mohr, 1959), Nothdurft (1961) vermutet allerdings, daß dieser Befund vorgetäuscht eine Folge der Präparatfixation sein könnte. Die Zellkerne sollen hier zuerst pyknotisch und später blasig aufgetrieben sein und zudem zahlreiche Mitosen zeigen. An diesen Proliferationsprozessen waren weder die implantatnahen, noch die implantatfernen Zellen, noch das dem Implantat zugekehrte Kapselendothel beteiligt. Diese Zellwucherungen bewirkten kleinknotige und spindelförmige Kapselauftreibungen, die stets im Kapselinnern lagen und ohne Beziehung zum Implantat standen. — Alexander u. Hornung (1959) teilten gleichartige Befunde mit.

Vasiliev u. a. (1962), Ol'Shevaskaja (1963) und Shabad (1967) sahen überwiegend in den atypischen Zellproliferationen unmittelbar an der Implantatoberfläche den Ausgangspunkt der bösartigen Gechwülste. Hier waren die Cellophanimplantate umgeben von einer breiten Zone Fibroblasten mit atypischen Zellproliferationen. Seltener fanden sie solche Zentren mit atypischen Zellen auch in der mittleren Kapselschicht.

Raykhlin u. Kogan (1961) sahen nach über 6monatiger Versuchsdauer die Zonen erhöhter Zellproliferationen vorwiegend in Kapselgebieten mit ungewöhnlich irregulären Strukturen.

Slais (1959) nimmt an, daß die Sarkome von Zellen ausgehen, die sich als Zellschicht auf der Oberfläche des Fremdkörpers ablagern und in die Bildung der Bindegewebskapsel durch eine Transformierung der Fibroblasten miteinbezogen werden. Irgendwelche histologischen oder cytologischen Hinweise, welche diese Auffassung unterstützen, fehlen.

In den eigenen Versuchen wurden zu dieser Frage keine Versuchsreihen durchgeführt. Bei den zahlreichen histologischen Untersuchungen fanden sich aber immer wieder „Mikrosarkome“. Dieselben gingen mit großer Wahrscheinlichkeit z. T. von der unmittelbaren Grenzzone zum Implantat aus (Abb. 12). Diese Beobachtung war bei eingeheilten macerierten Knochenspänen und bei Kollagenscheiben zu machen. Diese Sarkome können aber auch an jeder anderen Stelle der präsarkomatösen Kapsel entstehen, überwiegend gegenüber planen oder konkaven Flächen, selten in der Kantenregion. Solche verschiedenartigen Befunde machen wahrscheinlich, daß es keine bestimmte Zone für die Sarkomentstehung innerhalb der fibrösen

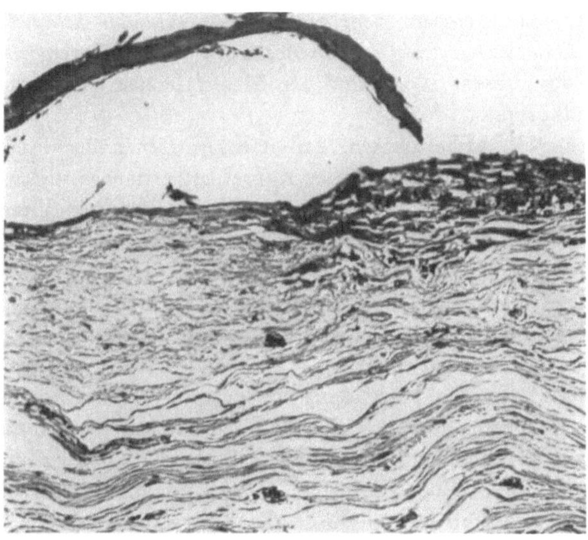

Abb. 12 a. Zellreiches Proliferationspolster an der Innenschicht der kollagenfaserreichen Bindegewebskapsel 12 Monate nach subcutaner Einheilung von unresorbierbarer Kollagenfolie. Darüber spanförmiger Anteil des Kollagenimplantats (Paraffineinbettung, Hämalaun-Eosin-Färbung, 40fache Vergrößerung)

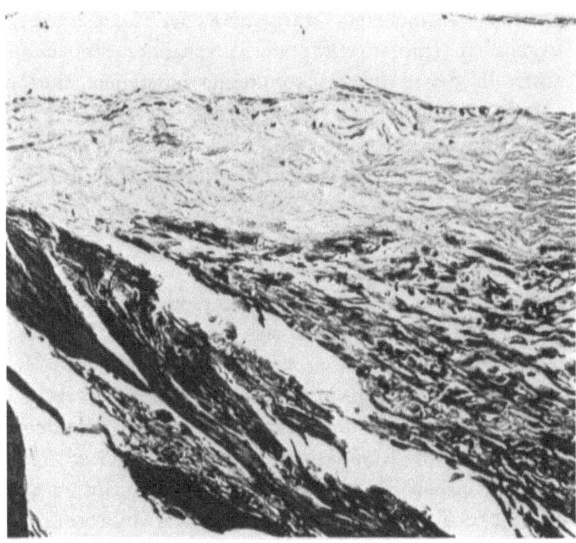

Abb. 12 b. Beginnendes Sarkom an der Innenschicht der fibrösen Kapsel (rechts unten) 12 Monate nach subcutaner Implantation von unresorbierbarem Kollagen (dunkelgrau, links unten) (Paraffineinbettung, Hämalaun-Eosin-Färbung, 40fache Vergrößerung)

Kapsel gibt. *Jede Zelle in dem einmal ausgebildeten präsarkomatösen avasculären Gewebe hat wohl die Chance zur malignen Degeneration* unabhängig von der Präsenz, Form und den Materialeigenschaften des implantierten Fremdkörpers.

Die eigenen Versuche zeigten, daß nach Entfernen der Fremdkörperscheiben und laufender Kontrolle der Kapsel oft erst nach vielen Monaten Sarkome palpabel werden, die weder histologisch, noch in ihrem Wachstumstempo, noch in ihren Merkmalen in Transplantationsversuchen sich von den bereits nach 7 und 8 Monaten aufgetretenen Tumoren unterscheiden. Zweifelsohne können auch ohne den Fremdkörper, ist nur eine dauerhaft verbleibende narbige Bindegewebskapsel ausgebildet, Sarkome nach unterschiedlich langer Latenzzeit entstehen.

Grundsätzlich ist die Ausbildung einer solchen Präsarkomatose auch durch andere unspezifische pulverisierte, flüssige Noxen, Isotope oder Strahlen denkbar. Die vereinzelt mitgeteilten Sarkome nach injizierten Kochsalz-, Fructose- und Glucoselösungen, Gewebsextrakten, aber auch nach Asbest- und Quarzstaub werden so durchaus verständlich, wenn diese und zahlreiche andere Substanzen eine entsprechende präsarkomatöse Fibrose hervorrufen. Hierzu sind ergänzende Experimente notwendig.

*Alles in allem,* die histologischen Untersuchungen zeigen, daß Fremdkörpersarkome die Ausbildung eines fibrösen, gefäßarmen Bindegewebes zur Voraussetzung haben. Der Geschwulstkeim bildet sich bevorzugt an Orten mit quantitativ vermehrtem Narbengewebe, so gegenüber Konkavitäten, selten gegenüber Implantatkanten. Bevorzugte Schichten innerhalb der Narbenkapsel, in denen die Sarkomkeime entstehen, sind nicht gesichert. Für die Sarkogenese ist der Fremdkörper selbst nicht notwendig, er ist aber meist zur Bildung der präsarkomatösen Narbe bei Kunststoffen und entsprechend gewebsverträglichen Stoffen erforderlich.

## 3. Malignität

Das *histologische Bild* dieser Geschwülste nach eingeheilten Fremdkörpern läßt keinen Zweifel bestehen, daß es sich hierbei um Sarkome handelt. Auch ihre biologischen Eigenschaften entsprechen den beim Menschen zu beobachtenden malignen mesenchymalen Tumoren. Nur vereinzelt finden sich proliferationstüchtige zell- und faserreiche Fibrome, dem Desmoid vergleichbar. Folgt man der RösslEschen Deutung des Geschwulstproblems (s. Doerr, 1958), so reichen in unseren Versuchen die „Stufen der Malignität" von einem Fibrom über ein gut ausgereiftes Fibrosarkom und ein fibroblastisches Spindelzellsarkom zum polymorph- oder spindelzelligen Sarkom mit geringer oder fehlender Faserbildung. Trotz der morphologisch eindeutigen Befunde wurden Zweifel geäußert, daß es sich um Sarkome handelt, zumal nur selten Metastasen beobachtet werden.

Brunner (1959) lehnte für diese Geschwülste die Bezeichnung Sarkom ab. Er fand bei seinen Tumoren keine Metastasen und sah nur in einem Fall ein sicher infiltratives Wachstum.

Randerath (1960) hegte Zweifel, ob diese morphologisch als Sarkome imponierenden Geschwülste sich auch biologisch in diesem Sinne verhalten.

Büngler (1960) hält diese Tumoren für Granulationsbildungen bei Ratten, die polymorphzelligen Sarkomen ähnlich sehen, die aber wie die Osteoklastome des Skelets nicht echten malignen Geschwülsten, sondern eventuell den Resorptionsgranulomen zuzurechnen seien.

Es gibt kein Merkmal einer Geschwulst, das allein für Malignität beweisend wäre. Diese Zuordnung erfolgt mit einem unterschiedlichen Grad diagnostischer Sicherheit auf Grund einer Reihe deskriptiver Merkmale. Zahlreiche Untersuchungen wie auch die eigenen Ergebnisse erweisen aber zweifelsfrei die Bösartigkeit dieser Tumoren:

a) Diese Geschwülste wachsen überwiegend *infiltrierend und destruierend* (Zollinger, 1952; Oppenheimer u. Mitarb., 1958; Mohr, 1959; Giese, 1960; Ott u. Jansen, 1966, u. a.). — Die vereinzelten proliferationstüchtigen Fibrome — wir sahen 3 solche Tumoren unter insgesamt 144 Sarkomen nach Einheilung von macerierten Knochenscheiben (Ott u. Jansen, 1966) — repräsentieren möglicherweise einen Übergang zur malignen Geschwulstbildung im Sinne der „Bewegung zur Malignität“ nach Sträuli (1965). Die makroskopisch erkennbare bindegewebige Demarkation dieser Tumoren entspricht den Befunden bei zahlreichen Weichteilsarkomen des Menschen, die daher im angelsächsischen Schrifttum auch als „encapsulated sarcomas“ bezeichnet werden. Die Kernpolymorphie sowie der Mitosenreichtum sind zudem für diese Tumoren charakteristisch.

b) Diese Geschwülste haben eine hohe *Rezidivneigung*, bleiben auch nur kleinste Tumoranteile zurück. Autotransplantationen gelingen fast immer.

c) Diese Weichteiltumoren setzen selten *Metastasen*. Auch in großen Beobachtungsserien wurden nur vereinzelt Lymphknoten- und Lungenmetastasen beobachtet. Wir sahen vereinzelte Fälle mit einer peritonealen Aussaat nach Einbruch des Tumors in die Bauchhöhle. Die Beobachtung steht in Einklang mit klinischen Beobachtungen bei den entsprechenden Geschwulstformen, bei denen diese Tumoren über Jahre und Jahrzehnte wachsen, wiederholt rezidivieren, ohne Metastasen zu setzen (Ott u. Frey, 1961).

d) Fremdkörpersarkome lassen sich im erbgleichen Stamm fast immer erfolgreich *transplantieren*. Nach mehreren Tierpassagen sind solche Tumoren teilweise auch auf andere Tierstämme, vereinzelt sogar auf andere Tierarten zu transplantieren.

e) Primärtumor, Rezidiv und angegangenes Transplantat *führen unbehandelt* unterschiedlich rasch, aber *ausnahmslos zum Tod* des Tieres.

f) *Cytologische, histochemische und biochemische Merkmale* beweisen zudem, daß es sich bei den Fremdkörpertumoren um maligne Geschwülste der Bindegewebsreihe handelt. Ebensowenig wie es keine strahlenspezifischen Sarkome gibt (UEHLINGER u. SCHÜRCH, 1938), ebensowenig gibt es für Fremdkörperimplantate spezifische Sarkome. Der Krebsgeschwulst ist nicht mehr anzusehen, wodurch sie entstanden ist.

*Alles in allem,* durch Fremdkörperimplantate ausgelöste Tumoren erfüllen die Kriterien maligner Geschwülste.

## 4. Morphologie

Die häufigsten Sarkomformen nach einer subcutanen Fremdkörperimplantation sind *Fibro-, Spindelzell-, polymorphzellige und Rundzellensarkome.* Das Verteilungsmuster ist wahrscheinlich unabhängig vom implantierten Material und Tierstamm. In den eigenen Experimenten konnten wir dies bei 250 Tumoren nach Implantation von Polypropylen bei E 3-Ratten, wie auch bei 144 Sarkomen nach Implantation von Kieler Knochenspänen bei Wistar-Ratten zeigen. Auch nach der Entfernung der Polypropylenscheiben 7 Monate nach Versuchsbeginn war die Häufigkeit der verschiedenen Sarkomformen dieselbe wie in den Serien mit belassenen Implantaten. In der Serie mit zusätzlicher Röntgenbestrahlung zu den Kunststoffimplantaten fand sich die gleiche Häufigkeitsverteilung.

Die Morphologie der Sarkome ändert sich während einer 2jährigen Versuchsdauer nicht. Auch in den letzten Versuchsmonaten werden vorwiegend Fibro- und Spindelzellsarkome registriert. Das Wachstumstempo dieser Geschwülste differiert bei den früh auftretenden Sarkomen nicht gegenüber Sarkomen, die nach einer längeren Latenzzeit auftreten.

Tabelle. 10. *Häufigkeit verschiedener Sarkomformen, ausgelöst nach subcutanen Fremdkörperimplantaten bei Ratten und Mäusen* (OPPENHEIMER *u. Mitarb., 1955)*

| | |
|---|---|
| Fibrosarkome | 235 |
| Osteogene Sarkome | 12 |
| Rhabdomyosarkome | 8 |
| Mesenchymome | 6 |
| Liposarkome | 5 |
| Reticulumzellsarkome | 5 |
| Myxome | 2 |
| Plasmocytome | 1 |
| Histiocytome (malig.) | 1 |
| | 275 Tumoren |

OPPENHEIMER u. Mitarb. (1955) werteten hierzu 275 Fremdkörpersarkome aus, sie beobachteten zu 85% Fibrosarkome, in 8% osteogene Sarkome oder Rhabdomyosarkome und nur vereinzelt andere Geschwulstformen (Tabelle 10), ihre Befunde entsprechen weitgehend den eigenen Erfahrungen.

In solcher Häufigkeit nicht wieder beobachtet sind rund 50% osteogene Sarkomformen nach den subcutanen Kunststoffimplantationen bei ALEXANDER u. HORNING (1959). Bei subperiostaler Implantation lassen sich allerdings ganz überwiegend Sarkome der osteogenen Gewebsreihe beobachten (KOROBKO, 1964).

Chondrocyten, Osteoklasten und Lipoblasten können sich aus Fibroblasten entwickeln. Es kann so nicht wundern, wenn Liposarkome und Osteosarkome auch aus der fibrösen Fremdkörperkapsel entstehen. Die Beobachtungen von Reticulozellsarkomen, Histiocytomen und Myosarkomen stellen die Frage, ob undifferenzierte Vorstufen der Fibroblasten die Mutterzellen dieser Geschwülste stellen. Ein Teil der Myosarkome ist möglicherweise als Spindelzellsarkome anzusehen, deren Zellen die Fähigkeit zur Produktion von Kollagenfasern verloren haben (BISCHOFF u. BRYSON, 1964). In diesen vielfältigen Tierexperimenten wurden jedenfalls *ausschließlich Sarkome nach* Fremdkörperimplantaten beobachtet.

KOGAN (1960) gelang es erstmals auch, ein Carcinom der Niere durch Kunststoffimplantate in die Niere bei gleichzeitiger Ureterligatur auszulösen.

Der Sarkogenese bei eingeheilten Fremdkörpern nahe verwandt ist wahrscheinlich die Geschwulstauslösung in der Mandibula von Mäusen nach intraalveolärer Einsprengung von Haaren, Stahldraht oder Nylonfasern, die nach Ausbildung von Fremdkörperzysten mit Epithelauskleidung auftreten (HOLLANDER u. VAN RIJSSEL, 1963).

*Alles in allem,* die Morphologie der Fremdkörpersarkome läßt keine Abhängigkeit vom Alter der Tiere, der Latenzzeit, dem Tierstamm, dem Implantationsmaterial und dessen Form, dem Implantationsort und evtl. synblastogenen Faktoren wie Röntgenstrahlen erkennen. Es besteht aber eine Abhängigkeit von der Gewebeart, in welche die Fremdkörper implantiert werden insoweit, als sich vorwiegend Sarkomformen dieses Muttergewebes bilden. Nach subcutaner Einheilung von Fremdkörpern entstehen ausschließlich Sarkome, vereinzelt andere proliferationstüchtige mesenchymale Tumoren. Überwiegend entstehen Fibro-, Spindelzell- und polymorphzellige Sarkome.

## 5. Wachstumsgeschwindigkeit und Transplantierbarkeit

Fremdkörpersarkome lassen sich im erbgleichen Stamm gut transplantieren. In der 1. Tierpassage behalten sie ihre biologischen und morphologischen Eigenschaften bei. In höheren Passagen zeigen sich Änderungen im morphologischen Bild und biologischem Verhalten. Es findet eine zunehmende Beschleunigung des Geschwulstwachstums statt, histologisch zeigen sich vermehrte Kernteilungsfiguren, Zellatypien, eine Zunahme der Zelldichte und eine Größenzunahme sowie Abrundung der Geschwulstzellen. Fibrosarkome verlieren dabei die Fähigkeit zur Faserbildung. Insgesamt finden sich die Zeichen einer zunehmenden Unreife der Tumorzellen von Passage zu Passage. Ein infiltratives Wachstum läßt sich ab dem 9. Tag nachweisen.

Die histologischen Befunde bei der Einheilung der Tumortransplantate entsprechen den Befunden bei anderen Impftumoren (s. hierzu BASHFORD u. a., 1908; KÖBLER, 1932; RÖSSLE, 1936; WILLIS, 1953, u. a.).

Die von Passage zu Passage zunehmenden Zeichen der Unreife konnte auch KOROBKO (1964) bei der Transplantation von Osteosarkomen bei Ratten nachweisen. Auch hier fand sich mit zunehmender Passagezahl eine abnehmende Knochenbildung durch die Tumorzellen, ein abnehmender Reifegrad der Tumorzellen selbst und eine zunehmende Mitosequote.

Wachstumsgeschwindigkeit und Transplantierbarkeit der Fremdkörpersarkome wurden in gemeinsamen Versuchen mit VOLLMAR u. KORTE (1965) untersucht. 12 Primärtumoren mit unterschiedlicher *Wachstumsgeschwindigkeit* wurden als 184 linsengroße Transplantate auf insgesamt 46 erbgleiche E 3-Ratten subcutan transplantiert. Das Wachstumstempo wurde palpatorisch durch Vergleich mit Standardgrößen ermittelt. Bei der *1. Passage behielt das Tumorgewebe seine charakteristischen Merkmale bei.* Dies war erkennbar am unterschiedlichen Wachstumstempo, in der ausbleibenden Metastasierung und im identischen histologischen Bild. Diese Befunde zeigen zugleich, wie wenig diese Eigenschaften von Abwehrreaktionen des Gesamtorganismus beeinflußt werden; es sind vorwiegend Eigenschaften des Geschwulstgewebes selbst. Mit der Zahl der Tierpassagen war bei 7 Tumoren eine Zunahme der Wachstumsgeschwindigkeit festzustellen. Nach etwa 6 Tierpassagen blieb diese bei 2 Transplantationsserien konstant. Ein Teil der Tumoren wurde über 50 Passagen mit regelmäßigem Erfolg weitertransplantiert; Versager waren durch Wundinfektionen bedingt.

Die *Homoiotransplantation* von E 3-Ratten auf Wistar-Ratten oder eine Kreuzung dieser beiden Rattenstämme gelang zunächst trotz vielfältiger Versuche nicht. Erst nach der 6. Tierpassage wuchs ein Tumor bei einer Kreuzung von Wistar- und E 3-Ratten. Nach weiteren Passagen konnte dieser Tumor auch auf E 3-Ratten rücktransplantiert werden.

Zahlreiche *Heterotransplantationen* von Ratten auf Meerschweinchen oder Kaninchen gelangen nicht.

NOTHDURFT (1961) gelang bei 17 Tumoren die Isotransplantation bei Wistar-Ratten in nahezu 100%. Nach mehreren Passagen war die Homoiotransplantation auf E 3-Ratten und Sprague-Dawley-Ratten erfolgreich. Ihm gelang zudem die Heterotransplantation von Rattensarkomen auf neugeborene Hamster und deren Rücktransplantation.

*Zusammenfassend* ist festzustellen, daß Fremdkörpersarkome im erbgleichen Stamm mit hohen Erfolgschancen transplantiert werden können. Solche Transplantate führen stets zum Tode des Empfängertiers. Die Wachstumsgeschwindigkeit der Primärtumoren differiert. In der 1. Passage behalten die Transplantate die biologischen und morphologischen Merkmale der

Tabelle 11. *Erfolgreiche Transplantationsversuche mit Fremdkörpersarkomen*

| Autor | Tierart | Erreichte Passage | Erbgl. Stamm | Homoio-transpl. | Hetero-transpl. |
|---|---|---|---|---|---|
| OPPENHEIMER u. a., 1948, 1952, 1953 | Ratten | 5. | + | – | – |
| KOGAN, 1957 | Ratten | 16. | + | – | – |
| BERING, 1957 | Goldhamster | 18. | + | – | – |
| MOHR, 1959 | Ratten | 56. | + | – | – |
| RIVIERE, 1960 | Ratten | 14. | + | – | – |
| NOTHDURFT, 1955, 1961 | Ratten | 150. | + | + | + |
| DASLER u. MILLISER, 1961 | Ratten | 1. | + | – | – |
| STUDITSKY, 1963 | Ratten | 15. | + | – | – |
| KOROBKO, 1964 | Ratten | 12. | + | – | – |
| OTT u. a., 1965 | Ratten | 50. | + | + | – |

Primärgeschwulst weitgehend bei. In höheren Tierpassagen finden sich die Zeichen einer zunehmenden Unreife der Tumorzellen, zugleich erhöht sich das Wachstumstempo des Geschwulstgewebes. Nunmehr gelingen vereinzelt auch Homoio- und Heterotransplantationen.

## 6. Metastasierung

Fremdkörpersarkome *metastasieren selten.* Vereinzelt werden Lungenmetastasen beobachtet. Beim Durchwachsen des Tumors durch das Peritoneum beobachteten wir mehrmals eine peritoneale Aussaat.

NOTHDURFT (1960, 1961) konnte nach der subcutanen Transplantation in die Schwanzwurzel der Ratten fast regelmäßig Lungenmetastasen beobachten; ebenso mit Tumoren, die nach subcutaner Transplantation Metastasen machten. Die Metastasierungshäufigkeit nahm bei Rezidiven zu, wenn die Primärtumoren mehrfach unvollständig exstirpiert wurden. — In einzelnen Transplantationsserien ließen sich Linien züchten, die nach subcutaner Transplantation vermehrt zur Metastasierung neigten.

## 7. Therapie mit Cytostatica

Die meisten experimentellen Therapieerfolge werden mit cytostatischen Substanzen bei Impftumoren erzielt. Solche Erfolge lassen sich bei Spontantumoren mit ihrer meist geringeren Proliferationsgeschwindigkeit seltener erzielen (HACKMANN, 1960). Fremdkörpersarkome, aber auch deren Transplantate in der 1. Tierpassage mit ihren gleichbleibenden Eigenschaften, stellen ein gutes Versuchsmodell, vergleichbar den Primärtumoren des Menschen, zur tierexperimentellen Prüfung von Cytostatica.

Gemeinsam mit Vollmar u. Korte (1965) untersuchten wir die Wirkung von *Tris-Äthylenimino-p-Benzochinon* (Trenimon) *auf Fremdkörpersarkome und deren Iso- und Homoiotransplantate.*

*Versuchsanordnung.* Jeweils 10 Tiere erhielten ein gleich großes Tumorstück derselben Geschwulst beiderseits subcutan unter die Bauchhaut implantiert. Nach 2 Wochen wurde der größere Tumor markiert. In diesen wurde an 10 aufeinanderfolgenden Tagen 0,5 $cm^3$ einer 0,5%oigen Lösung Trenimon injiziert. Das transplantierte Geschwulstgewebe war zu diesem Zeitpunkt meistens über erbsengroß und makroskopisch gut begrenzt. Bei der Injektion hatte man den Eindruck, daß sich die Flüssigkeit wie durch eine Kapsel in die umgebenden Gewebe ausbreitete. 2 Wochen nach Abschluß der Injektionsbehandlung excidierten wir die Tumoren. Größe und Gewicht derselben wurden bestimmt.

Bei gleicher Dosierung war bei 10 *Primärtumoren keinerlei Effekt* der cytostatischen Behandlung erkennbar. Die Wachstumsgeschwindigkeit zeigte gegenüber den unbehandelten Tumoren keine meßbaren Unterschiede. In keinem Fall konnte eine Tumorrückbildung beobachtet werden.

Je höher die Zahl der Tierpassagen und *je rascher der transplantierte Tumor wuchs, desto markanter war der Effekt* der Trenimonwirkung. Diese war erkennbar an einer auffallenden Hemmung des Wachstums der mittels lokaler Injektion behandelten Tumoren. Zum Vergleich dienten die Tumoren der anderen Körperseite beim selben Tier, die nur hämatogen von der cystostatischen Substanz erreicht wurden. Die nicht lokal behandelten Tumoren auf der anderen Körperseite wiesen eine geringere Wachstumsverzögerung auf. Der cytostatische Effekt war jedoch auch bei diesen um so besser, je höher die Zahl der Passagen war. *Bei homoiotransplantierten Tumoren* höherer Passagen zeigte Tris-Äthylenimino-p-Benzochinon die stärkste Wirkung.

Nothdurft (1961) konnte weder bei primären Fremdkörpersarkomen noch bei transplantierten Geschwülsten einen therapeutischen Effekt erzielen. Die zwei cytostatischen Substanzen (Trenimon und Endoxan) wurden allerdings nicht, wie in den eigenen Untersuchungen, intratumoral appliziert. Die Dosierung entsprach jeweils der Hälfte der letalen Dosis.

Studitsky (1963) sah einen guten *Strahleneffekt* bei Rhabdomyosarkomen der Ratte, welche durch Cellophanfolien ausgelöst wurden, bei einer Röntgenstrahlendosis von 2000—6000 r, während bei dieser Dosierung normale Körperzellen nicht wesentlich beeinflußt wurden.

Horn, Pasternak u. Graffi (1965) untersuchten Fremdkörpersarkome auf ihre tumorspezifische Antigenität. Die Sarkome wurden mit Polyvenylchlorid- und Silikonkautschukplättchen bei Mäusen ausgelöst. Im erbgleichen Stamm versuchten sie durch eine subcutane oder intravenöse Injektion einer bestimmten Zelldosis eine Transplantationsresistenz zu induzieren. Nur bei 2 von 8 getesteten Tumoren war eine statistisch signifikante Antigenität zu erkennen. Die bei diesen Geschwulstformen nachgewiesene spezifische *Antigenität* muß daher, verglichen mit Kohlenwasserstoff- oder durch UV-Strahlen induzierten Sarkomen, als schwach bezeichnet werden. Ähnliche Versuche wurden bereits mit milliporfilterinduzierten Sarkomen von PREHN (1962) sowie mit cellophanfilminduzierten Sarkomen von KLEIN u. Mitarb. (1963) durchgeführt. Diese Experimente lassen ebenfalls eine sehr schwache Antigenität dieser Tumoren vermuten.

*Zusammenfassend* ist festzustellen, daß lokale Injektionen von Trenimon bei primären Fremdkörpersarkomen keine Wirkung erkennen lassen, während bei gleicher Dosierung mit zunehmender Unreife des Geschwulstgewebes nach mehreren Tierpassagen sich ein tumorhemmender Effekt nachweisen läßt, welcher weitgehend in Relation zur Wachstumsgeschwindigkeit steht.

# V. Ätiologie

Es soll nachfolgend versucht werden, das Fremdkörpersarkom mit seinen vielfältigen Abhängigkeiten von der Implantatgröße, der Oberflächenbeschaffenheit, der Porosität, der Verweildauer, der Implantatzahl pro Tier, der Materialabhängigkeit, dem Implantationsort, der Tierart und anderen Faktoren als Narbensarkome zu erklären. Die genannten Faktoren sind nach dieser Auffassung nur bedeutsam für die unterschiedlich gebildete Menge an präsarkomatösem, gefäßarmem Narbengewebe; die verschiedene Sarkomausbeute ist die Folge dieser unterschiedlichen Quantität. Diese hypothetische Deutung kann die vielfältigen Versuchsergebnisse synoptisch interpretieren.

## 1. Bisherige Hypothesen

Ohne Kenntnis der Bedeutung von Form und Größe der implantierten Fremdkörper für die Sarkogenese war es naheliegend, als deren Ursache chemische Cancerogene anzunehmen, welche in der Molekularstruktur der Kunststoffe selbst oder in Verunreinigungen dieser Stoffe zu suchen wären. Erst die Kenntnis, daß diese Stoffe in solider Form, nicht aber als Pulver, Sarkome auslösen, zwang zur Neuorientierung. Für onkogene Viren fand sich kein Anhaltspunkt. Die Abhängigkeit der Sarkomausbeute von der Oberflächenbeschaffenheit des Implantates und seiner Porosität ließ an physikalische Oberflächenfaktoren denken, wobei aber keine der bislang bekannten krebsbegünstigenden oder krebsauslösenden physikalischen Noxen zur Erklärung ausreichte. Es wurde offenbar, daß hier ein *neues Modell der Geschwulstauslösung* vorlag, bei dem bislang unbekannte Faktoren die Geschwulstauslösung verursachen mußten. Eine chronische Druckwirkung durch den Fremdkörper selbst reicht zur Erklärung nicht aus, histologische Befunde widersprachen dieser Annahme. Es verblieb zuletzt die Hypothese von endogenen Stoffwechselstörungen oder einem umschriebenen Sauerstoffmangel im Bereich der Implantatkapsel.

## a) Chemische Cancerogenese

Die Entstehung der Fremdkörpersarkome wurde zunächst als Folge von chemischen cancerogenen Noxen in den Implantaten selbst gedeutet.

OPPENHEIMER u. Mitarb. (1948, 1955) stützten diese Ansicht, indem sie radioaktives $C^{14}$ im Urin von Ratten nachweisen konnten, denen *markierte Kunststoffe* subcutan implantiert waren. Entfernte man diese Implantate, so entfiel auch die Ausscheidung der radioaktiven Substanzen. Kunststoffe sind demnach im lebenden Gewebe nicht so stabil, wie zunächst angenommen wurde. Dasselbe zeigten Untersuchungen von OETTEL (1958), der bei Polyamidfäden nach monatelanger Implantation im tierischen Organismus eine von außen nach innen fortschreitende Anfärbbarkeit und Änderung der Zugfestigkeit nachweisen konnte. Auch andere Kunststoffasern ändern, z. B. als Gefäßprothesen implantiert, vorwiegend durch ein unterschiedliches Wasseraufnahmevermögen bedingt, ihre physikalischen Eigenschaften (VOLLMAR, 1967). OPPENHEIMER u. Mitarb. (1955) vermuteten daher einen chemischen cancerogenen Wirkungsmechanismus durch diese implantierten Kunststoffe, entweder durch Abbauprodukte, freie Radikale oder infolge aktivierter Zentren in den veränderten Kunststoffen selbst. Einer physikalischen, durch die Implantatform bedingten Stoffwechselbehinderung rechnen sie bestenfalls die Rolle eines potenzierenden Faktors zu. Erst später erkennen auch sie die Formabhängigkeit bei dieser Sarkogenese an.

DRUCKREY und SCHMÄHL (1952, 1954) sahen zunächst die geschwulstauslösende Wirkung der Kunststoffimplantate in freien, an der Folienoberfläche befindlichen *Restvalenzen* oder auch *eingefrorenen Radikalen* der Polymerisate (EIRICH u. FITZHUGH zit. nach DRUCKREY u. SCHMÄHL, 1954). Sie vermuten, daß zudem die *mechanische Irritation* der Zellen an den scharfen Kanten der Folie eine Rolle spielt. Diese Vorstellung konnte aber nicht die Sarkomauslösung mit reinen Edelmetallen erklären, auch nicht die abnehmende Sarkomgefährdung in Relation zur Porosität und die zunehmende Sarkomgefährdung in Abhängigkeit von Konkavitäten. DRUCKREY (1960) ist schließlich überzeugt, daß NOTHDURFTs Konzeption von der Bedeutung der physikalischen Form zutrifft, zweifelt aber, daß darin der einzige wesentliche Faktor zu suchen ist.

FITZHUGH (1953) vermutet die Ursache dieser Sarkogenese in *freien Valenzen von Katalysatorenresten*, welche zur Polymerisation der Kunststoffe zugefügt wurden. Diese Ansicht konnten OPPENHEIMER u. Mitarb. (1955) widerlegen, indem sie die gleiche Sarkomgefährdung durch Implantation von Kunststoffen nachwiesen, die ohne Zusatz derartiger Katalysatoren produziert wurden. Sie konnten zudem zeigen, daß auch vorhandene Monomere ohne wesentliche Bedeutung sind. Solche Monomere können im Tierexperiment selbst in höheren Konzentrationen keine Tumoren auslösen.

LASKIN, ROBINSON u. WEINMANN (1954) ebenso wie HATTEMER (1956) u. a. sehen ebenfalls in chemisch cancerogenen Stoffen die Ursache dieser Geschwulstbildungen.

HUEPER (1959) vermutet einen *spezifisch cancerogenen Faktor* bei den Sarkomauslösungen mit Kunststoffen, unabhängig von der Implantatform und der bindegewebigen Fremdkörperkapsel. Er kommt zu diesem Schluß aufgrund eines Experimentes, bei dem er mit würfelförmigen Implantaten aus Gummi eine gute Sarkomausbeute, mit kugelförmigen Implantaten eines Silikonkunststoffes aber nur 1 Tumor bei insgesamt 60 Tieren erzielen konnte. Eine Ausnahme stellt das von ihm mehrfach untersuchte Polyurethan dar. Es bleibt im lebenden Organismus chemisch reaktionsfähig und induziert auch fernab von der Implantationsstelle Carcinome

(HUEPER, 1956, 1957, 1961, 1964, 1967). Dieses Beispiel zeigt, daß die summarische Feststellung, daß Kunststoffe als solche nicht krebsauslösend wirken können (OETTEL, 1958, 1965; CONTZEN, 1967), wahrscheinlich nicht ohne Ausnahme gilt.

*Physikalisch-chemische Kräfte der Fremdkörperoberfläche* werden von OPPENHEIMER u. Mitarb. (1953) wie auch von BISCHOFF u. BRYSON (1964) zur Diskussion gestellt. Daß es solche gibt, zeigt z. B. die reversible Bindung von ACTH an die Glasoberfläche bei einem pH-Wert von 7,4 (STOUFFER u. LIPSCOMB, 1963). Eine solche Auflösung kann allerdings nicht erklären, weshalb bei der kleineren Implantatoberfläche der Folien gegenüber Pulver die Sarkomausbeute größer wird. Auch die Abhängigkeit der Sarkomausbeute von der Oberflächenbeschaffenheit, dem Implantationsort, der Tierart u. a. lassen sich damit nicht erklären.

Die Hypothese einer durch chemische Noxen verursachten Cancerogenese kann nicht erklären, weshalb pulverförmige Implantate gleichen Gewichts praktisch keine Tumoren auslösen gegenüber gleich großen unperforierten. Die erhöhte Sarkomausbeute in Abhängigkeit von Konkavitäten der Implantatoberfläche bleibt unklar, ebenso die Abhängigkeit der Sarkomausbeute von der Körperregion nach subcutaner Implantation der Fremdkörper bei einzelnen Tierstämmen. Morphologisch spricht dagegen, daß diese Sarkome primär nicht immer unmittelbar von der endothelartigen Innenschicht der Kapsel, also von den chemischen Noxen exponierten Zellen, ausgehen. Dies ist zugleich ein Befund, der gegen eine unmittelbare Bedeutung von physikalischen Oberflächenkräften als alleinige Krebsursache spricht. Dieser Hypothese widerspricht die Beobachtung, daß die molekulare Struktur und Reaktionsfähigkeit des implantierten Materials für die Sarkomausbeute weitgehend belanglos ist. Zudem widersprechen einer chemischen Cancerogenese die eigenen experimentellen Ergebnisse mit resorbierbaren Fremdkörpern; trotz ihrer chemischen Umsetzung bei ihrer Resorption treten keine Tumoren auf; erst wenn sie weitgehend unresorbierbar sind, kommt es zu Sarkomen.

*Zusammenfassend* ist festzustellen, daß die meisten tierexperimentellen Ergebnisse eine chemisch cancerogene Noxe als alleinige oder entscheidende Ursache der Fremdkörpersarkome widerlegen.

## b) Onkogene Viren

Es findet sich kein Indiz dafür, daß Viren ursächliche Bedeutung bei dieser Sarkogenese haben.

MOHR (1959) fand bei solchen Geschwülsten ebensowenig wie HOLLMANN (1960) Viren bei elektronenmikroskopischen Untersuchungen.

NOTHDURFT (1960) konnte mit zellfreien Extrakten aus solchen Sarkomen keine Tumoren auslösen.

*Alles in allem,* bei Fremdkörpersarkomen sind onkogene Viren nicht nachweisbar.

## c) Chronische Druckwirkung

Chemische Noxen und onkogene Viren sind als Ursache dieser Sarkogenese demnach auszuschließen. Damit muß man zunächst an *physikalische Faktoren* der Implantatoberfläche denken. ZOLLINGER (1952) beobachtete Fremdkörpersarkome, nachdem er Rattennieren in starre Plastikröhrchen einhüllte, wobei die Sarkome stets zur Nierenseite hin auftraten. Er vermutete als Ursache dieser Sarkogenese die chronische intracapsuläre Druckwirkung der starren Plastikhülle auf die wachsende Niere. Dieser chronische Druckreiz soll, möglicherweise über eine Gewebsschädigung durch chronische Druckanämie, einen Proliferationsreiz ausüben, der schließlich zur Sarkombildung führt. Diese Deutung wurde durch die Versuche von KOGAN u. TUGARINOWA (1959) widerlegt, die Sarkome auch an der Außenfläche solcher Kunststoffhüllen beobachteten. Diese Vorstellung ist zudem für plane subcutane Implantate nicht zutreffend, weil es hierbei offenbar der chronischen Druckanämie durch ein wachsendes Organ nicht bedarf. Es kann damit auch nicht erklärt werden, weshalb Fremdkörpersarkome besonders gegenüber Konkavitäten des Implantates auftreten, es wäre vielmehr zu fordern, daß diese Sarkome eher im Bereich von Druckstellen durch Konvexitäten oder Implantatkanten auftreten. Tierexperimente zeigen aber, daß solche Kapselzonen nur selten Keimzentren der Sarkome sind. Zudem bleibt unverständlich, daß auch ohne anhaltende chronische Druckwirkungen, nachdem der Fremdkörper entfernt wurde, von der verbliebenen bindegewebigen Kapsel Sarkome ausgehen können. Unklar bleibt die Beobachtung, daß poröse Kunststoffe eine niedrige Sarkomausbeute haben gegenüber Folien, daß aber spongiöse Knochenimplantate eine höhere Sarkomzahl liefern als gleich große Kompaktascheiben. Sarkome, ausgelöst durch schwer resorbierbare Substanzen, die selbst von leicht verformbarer Konsistenz sind, lassen sich so ebenfalls nicht verständlich machen.

*Zusammenfassend* ist festzustellen, daß die tierexperimentellen Beobachtungen gegen eine wesentliche Bedeutung der chronischen Druckwirkung durch den Fremdkörper für die Sarkogenese sprechen.

## d) Lokale Stoffwechselstörungen

Es bleibt zu klären, ob Störungen des Stoffwechsels im Bereich eingeheilter Fremdkörper als endogene Krebsursachen anzuschuldigen sind. Zu dieser Frage haben mehrere Publikationen Stellung genommen. Sie sehen im chronischen *Sauerstoffmangel* bzw. in der *Minderdurchblutung* der fibrösen Kapsel die Ursache der malignen Zellumwandlung. Andere vermuten als Ursache lokal entstehende oder sich hier anreichernde *cancerogene Stoffwechselprodukte* als Folge der Trennung des Gewebsverbandes durch das Implantat, oder als Folge der Sperrwirkung für den Stoffaustausch durch die fibröse Kapsel selbst.

ALEXANDER (1954) diskutierte erstmals die Ansicht, daß in den bis dahin vorliegenden Experimenten die Form der Implantate für die geschwulstauslösende Wirkung zu beachten ist. Er vermutet zunächst in einem mangelhaften Stoffaustausch durch die Barriere der undurchlässigen Folien die Geschwulstursache. Dieser Gedanke hat wenig für sich, haben doch die Körperzellen stets nur z. T. Berührung mit dem Fremdkörper selbst, zum größeren Teil stehen die Zellen im Verband mit lebendem, körpereigenem Gewebe (LASKIN, ROBINSON u. WEINMANN, 1954). Erst in einer späteren Arbeit (ALEXANDER u. HORNING, 1959) sehen sie in Anoxiezonen der fibrösen Kapsel selbst den Ausgangspunkt der Cancerisierung, entsprechend WARBURGs Hypothese der Krebsentstehung als Folge eines chronischen Sauerstoffmangels der Zellen (WARBURG, 1955, 1956, 1966). Sie beschreiben in diesem Zusammenhang Zellen im Kapselgewebe mit den typischen Merkmalen von Fibroblastenkulturen unter langdauernden, periodisch unterbrochenen anoxämischen Bedingungen. In mehrfacher Hinsicht sind die variablen Stoffwechselbedingungen der Fibroblasten in Gewebekulturen vergleichbar denen in der Fremdkörperkapsel, auch hier wandeln sie sich oft und rasch spontan in Sarkomzellen um (SHELTON, EVANS u. PARKER, 1963).

NOTHDURFT (1955, 1958, 1960, 1961) betont die zentrale Bedeutung der avasculären, fibrösen Kapsel um die eingeheilten Fremdkörper, ohne die keine Sarkome entstehen. In dieser selbst muß die Krebsursache gesucht werden, weniger in der Sperrwirkung des Implantats (OPPENHEIMER u. Mitarb., 1959, VASILIEV u. Mitarb., 1962, u. a.). Unter solchen lokalen Bedingungen werden Zellen begünstigt, die gegenüber einer Anoxie resistenter sind, sich im endogenen Stoffwechsel aggressiver verhalten und unter solchen Bedingungen noch proliferationsfähig bleiben können.

Nach MOHR (1959) ist es wahrscheinlich, daß durch die Kapselschrumpfung, den Gegendruck des Implantates auf die Kapsel und die Spannungszustände im Kapselinneren verursachte mechanische Einflüsse, also endogene, mehr mit der Drosselung der Durchblutung im Zusammenhang stehende Faktoren die Sarkomauslösung bedingen. Bei seinen morphologischen Untersuchungen sah er in den zuvor fixierten Präparaten besonders in solchen Schichten der Fremdkörperkapsel komprimierte Capillaren, in denen er später Sarkomkeime nachweisen konnte. Er vermutet in einer chronischen Druckanämie die Ursache der Sarkogenese, evtl. über dadurch ausgelöste Stoffwechselveränderungen und Stoffwechselprodukte.

Welchen Faktoren bei solchen endogenen Stoffwechselprozessen für die Sarkogenese letzte ursächliche Bedeutung zukommen soll, bleibt unklar. Ob der Blutgefäßreichtum, Sauerstoffmangel, Stoffwechselprodukte oder die mangelhafte Anreicherung von Abwehrzellen im Entzündungsbereich für die Tumorentwicklung entscheidend sind, ist nicht festgestellt. Gesichert ist wohl der *antiblastogene Effekt* von Faktoren, welche anhaltend (nicht nur vorübergehend) die entzündliche Proliferation und Vascularisation unterhalten. NOTHDURFT konnte dies anhand der niedrigen Sarkomausbeute durch Glas und Silber gegenüber Zelluloid (Tabelle 6) nachweisen. In den eigenen Experimenten zeigt sich dasselbe in der geringen Sarkomgefährdung durch chronisch-entzündliche Gewebsreaktionen unterhaltende, unresorbierbare Kollagen- und Zinnimplantate (Tabelle 8 und 12). Mancherlei spricht dafür, daß der Sauerstoffmangel und andere Stoffwechselstörungen für die Geschwulstauslösung bei rasch proliferierenden Zellen größere Bedeutung haben als bei ruhenden Zellen.

SALYAMON (1961, 1963) vermutet die Ursache der Sarkogenese in den Folgen einer unterdrückten Entzündungsreaktion. Am Beispiel der Fremdkörpersarkome lösen die Traumatisierung und das Implantat die Entzündungsvorgänge aus. Es komme dann bei Folien, wie bei anderen cancerogenen Stoffen, zur Unterdrückung dieser entzündlichen Vorgänge, welche sich bei pulverförmigen und kleineren Schnipseln fortsetzen können. Ähnliche Vorstellungen vertritt DOBERSTEIN (1960).

KAPLAN (1959) vermutet die Mitwirkung eines humoralen Stoffes, welcher zu seiner cancerogenen Eigenschaft unbedingt der Anoxie und des erschwerten Stoffwechsels bedarf.

SHABAD (1962, 1967) und KOGAN (1960) vertreten die Hypothese, daß die Wirkung der Implantatform darin zu suchen sei, daß sie zur lokalen Anreicherung endogener Cancerogene führt, welche anderswo entstehen könnten.

Nach OETTEL (1958) ist die Ätiologie der Fremdkörpersarkome eine Folge des mechanisch bedingten Sauerstoffmangels und einer embryonal angelegten Tumorbereitschaft der betroffenen Gewebe.

*Zusammenfassend* ist festzustellen, daß die ursächlichen Faktoren für die Auslösung von Fremdkörpersarkomen in den besonderen Bedingungen des fibrösen Narbengewebes selbst zu suchen sind. Diese sind unabhängig von der chemischen Struktur des Implantates. Es findet sich kein Anhalt für die Beteiligung eines Virus. Bestimmte für die Geschwulstauslösung ursächliche physikalische Noxen des Implantats oder seiner Oberfläche sind nicht festzustellen.

## 2. Das Fremdkörpersarkom als Narbensarkom

Alle tierexperimentellen, für die quantitative Sarkogenese des Fremdkörpersarkoms bedeutsamen exogenen und endogenen Faktoren erklären sich zwanglos als *Folge einer unterschiedlich* gebildeten *Quantität präsarkomatöser* Narben. Die *Chance zur malignen Degeneration des präsarkomatösen Gewebes mit zunehmender Beobachtungszeit steht in Relation zu dessen Menge.* Diese Ansicht steht im Einklang mit der Beobachtung, daß die quantitative Blastogenese neben anderen Faktoren eine Funktion der den cancerogenen Einflüssen exponierten Zellzahl ist. Dies zeigen sowohl tierexperimentelle Ergebnisse wie auch klinische Beobachtungen beim Menschen.

So konnten beispielsweise CURTIS, DUNNIG u. BULLOCK (1933) zeigen, daß die Sarkomquote bei Ratten, infiziert mit dem *Cysticercus fasciolaris,* proportional der unterschiedlichen Zahl der Cysten in den verschiedenen Versuchsgruppen ist. Die histologische Blastogenese nach Ausbildung der parasitären Cysten hat zahlreiche gemeinsame Merkmale mit der Sarkogenese bei einem eingeheilten Fremdkörper. Zahlreiche weitere Tierexperimente bestätigen die zunehmende Krebsgefährdung in Relation zur Quantität des präblastomatösen Gewebes.

Daß die Zellzahl der cancerogenen Noxen exponierten Gewebe für die Krebsgefährdung Bedeutung hat, findet auch bei *klinischen Beobachtungen* eine Bestätigung, besonders augenfällig bei Sarkomen (OTT u. FREY, 1961; HECKER, OTT u. HOLLMANN, 1967). Hier zeigt sich ebenfalls, daß die Sarkomhäufigkeit eine Funktion der Quantität der mesenchymalen Muttergewebe ist. So verteilt sich beispielsweise beim Menschen die Häufigkeit verschiedener Sarkomformen auf die verschiedenen Gewebssysteme entsprechend deren Zellzahl insgesamt; Weichteil- und Knochensarkome stellen dementsprechend die häufigsten Sarkomformen. Auch die Verteilung der Bindegewebs- und Knochensarkome auf die verschiedenen Körperregionen bzw. Organe entspricht dem quantitativen Verteilungsmuster im menschlichen Körperbau. Innerhalb der verschiedenen Gewebssysteme finden sich aber jeweils Prädilektionsorte der Sarkomlokalisation, die identisch ist mit den Zonen erhöhter Zellproliferation während des Wachstums bzw. der Regeneration. Dies zeigt, daß auch der Proliferationsgeschwindigkeit der Zellen, die cancerogenen Noxen exponiert sind, eine grundsätzliche Bedeutung zukommt. Auch beim Menschen steht zudem die Dosis und Einwirkungsdauer in Relation zur Krebsgefährdung.

*Die Vielfalt der für die Sarkogenese bedeutsamen Faktoren haben nur Bedeutung für die Ausbildung der Präsarkomatose, d.h. für die Menge des gebildeten avasculären, fibrösen Gewebes. Die Sarkombildung selbst, ausgehend von dieser Präsarkomatose, unterliegt einer Eigengesetzlichkeit, welche unabhängig von diesen Faktoren ist, sie folgt den Gesetzen der quantitativen Blastogenese. Die Sarkomgefährdung ist eine Funktion der Quantität des präsarkomatösen Gewebes.*

Diese Hypothese gilt es noch einmal an Hand der vorliegenden experimentellen Ergebnisse und morphologischen Untersuchungen kurz zu überprüfen.

Die *Abhängigkeit* der Sarkomgefährdung *von der Implantatgröße* findet in dieser Hypothese eine ausreichende Begründung. Mit der Größe des Implantats nimmt die Quantität der fibrösen Kapsel zu. Die Größe der Kapsel und die Menge des gebildeten avasculären Narbengewebes ist abhängig von der Größe der planen Implantatoberfläche (Abb. 13). Demgegenüber unterbleibt bei pulverförmigen Implantaten die Ausbildung von fibrösen, avasculären Narben. Die collagenen Fasern sind hier locker ohne wesentliche Schrumpfungstendenz, die Proliferationsphase hält mit ihren zahlreichen Blutgefäßen längere Zeit an. Eine Kapsel bildet sich nur um Pulverklumpen. Borsten, Fäden und klein zerstückelte Folien verursachen eine geringere Menge präsarkomatöser Gewebe gegenüber soliden Implantaten.

Die *Abhängigkeit* der Sarkogenese *von der Oberflächenbeschaffenheit* des implantierten Fremdkörpers erklärt sich als Folge einer vermehrten fibrösen Narbenbildung gegenüber konkaven Flächen (CONTZEN, 1963, 1967; Abb. 13). Demgegenüber dürfte eine feinkörnige Aufrauhung der Oberfläche die Narbenbildung um das Implantat nicht wesentlich vermehren, jedenfalls ist hierdurch keine erhöhte Sarkomzahl gegenüber glatten Oberflächen zu erzielen (BRUNNER, 1959).

## Abhängigkeit der Narbenquantität bei Fremdkörperkapseln

### Kunststoffe

Folie

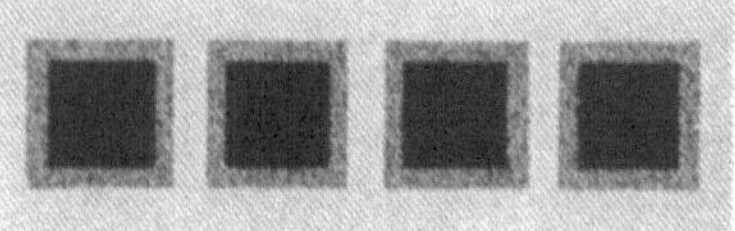

Folie, durchbohrt

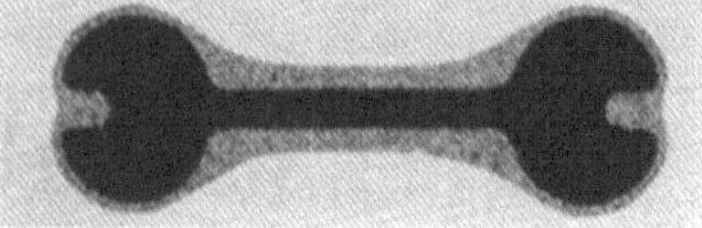

Knopf mit Konvexitäten u. Konkavitäten

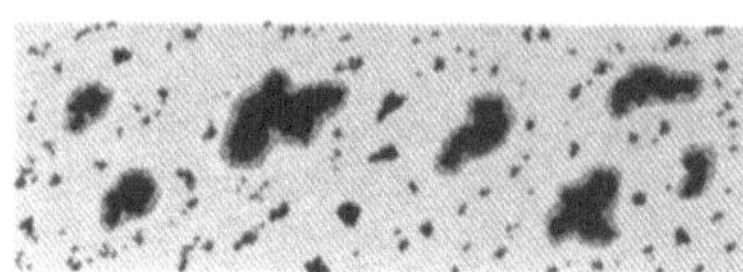

Pulver

### Kieler Knochenspan

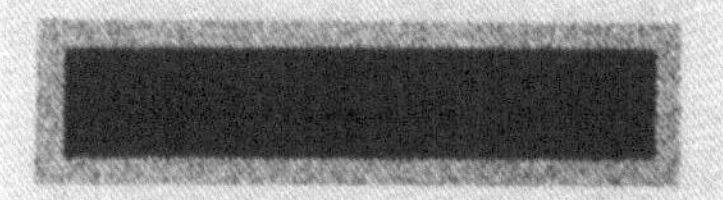

Kompakta

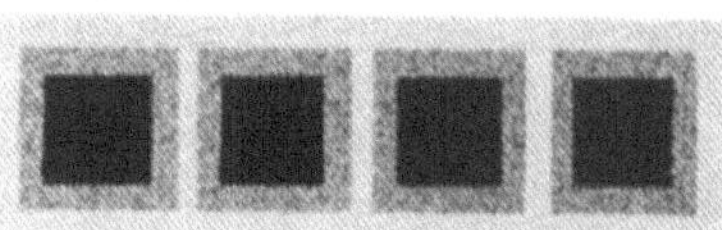

Kompakta, durchbohrt

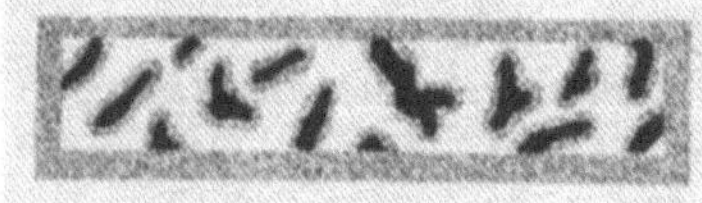

Spongiosa

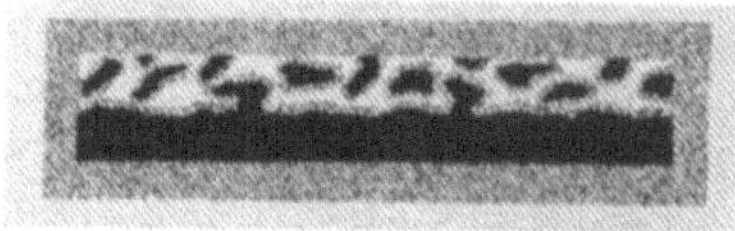

Kompakta mit Spongiosa

### Kollagen

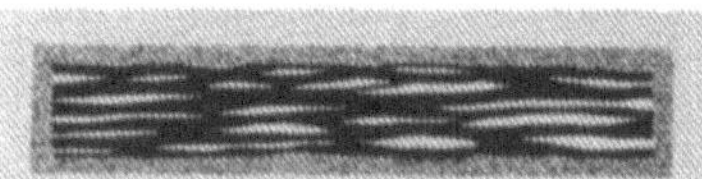

Folie

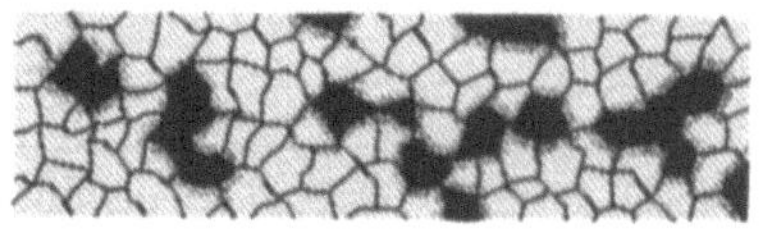

Lunge

### Zinnfolien, mehrschichtig

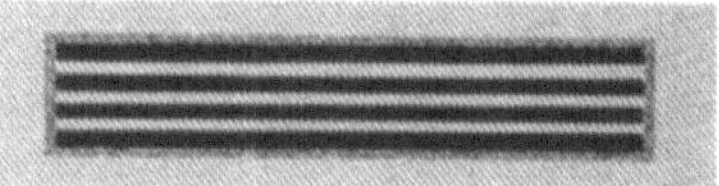

### Implantationsort (Wistar-Ratten)

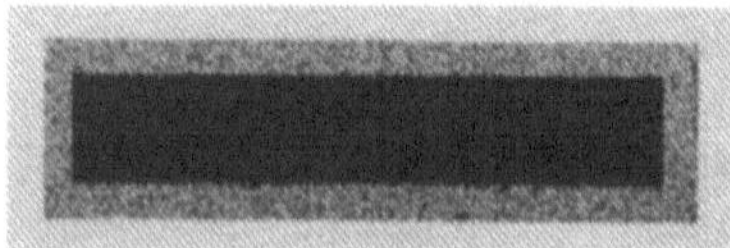

Folie kopfwärts

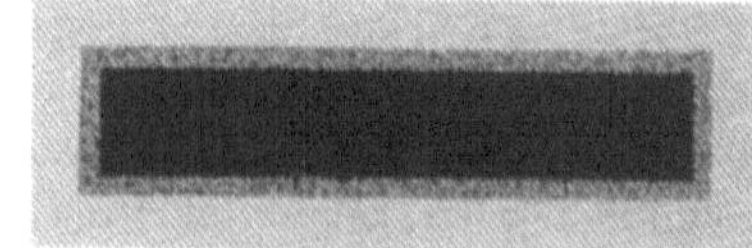

Folie schwanzwärts

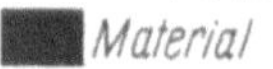 Material 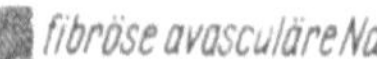 fibröse avasculäre Narbe (Präsarkomatose) lockeres vascularisiertes Narbengewebe

Abb. 13. Die unterschiedliche Quantität der Präsarkomatose bei eingeheilten Fremdkörpern in Abhängigkeit von dem Stoff, der Form und dem Implantationsort

Die *Abhängigkeit von der Porosität* des Implantates steht ebenfalls mit dieser Hypothese in Einklang. Poröse Kunststoffimplantate verursachen gegenüber unperforierten eine niedrigere Sarkomzahl. Dies steht in Relation zu einer dünneren bindegewebigen Fremdkörperkapsel bei porösen, gewebten und netzförmigen, gegenüber soliden Implantaten (FRIEDENBERG u. LAWRENCE, 1959; SLAIS, 1958; ADLER u. DERBY, 1960; CONTZEN, 1963; KONRAD u. ZABORSKY, 1965; ALEXANDER, DUKES u. MITCHLEY, 1966; BING, 1955; CONTZEN, STRAUMANN u. PASCHKE, 1967, u. a.; Abb. 13). Diese Beziehung *kehrt sich um,* wenn der poröse Fremdkörper fördernde Eigenschaften auf die Bindegewebsfibrose hat, wie dies beispielsweise bei spongiösen Implantaten aus Kieler Knochenspan der Fall ist. Mit der dann wirksam werdenden größeren Oberfläche der porösen Implantate kommt es zu einer das Vielfache von gleich großen, soliden Implantaten verursachten Narbenbildung (Abb. 13). Bei dieser porösen Knochenspongiosa ist auch die Sarkomausbeute höher als bei soliden Kompaktascheiben gleicher Größe. Diese unterschiedliche Sarkomgefährdung poröser Stoffe in Abhängigkeit von ihrem Fibrosierungseffekt ist ein indirekter Beweis für die hier vertretene Ansicht.

Auch die *unterschiedliche Latenzzeit* und notwendige Verweildauer bei verschiedenen Implantaten und Tierarten dürfte sich so erklären, obgleich bislang hierzu systematische Untersuchungen fehlen. Es ist zu vermuten, daß die Ausbildung des präsarkomatösen Narbengewebes bei verschiedenen Tierarten artspezifische Unterschiede zeigt, die in Relation zur Sarkomzahl und der notwendigen Latenzzeit stehen. Die bei Ratten zu beobachtende Latenzzeit von wenigstens 4—7 Monaten nach subcutanen Fremdkörperimplantaten steht in Einklang mit der bei ihnen zu beobachtenden notwendigen Zeitdauer bis zur Ausbildung nicht wieder umbaufähigen fibrösen Narbengewebes. Ist aber ein nicht mehr abbaufähiges Narbengewebe vorhanden, so bedarf es des Fremdkörpers nicht mehr, nach seiner Entfernung entstehen aus diesem präsarkomatösen Gewebe in gleicher Zahl Sarkome (OPPENHEIMER u. Mitarb., 1958, 1961, 1962; OTT, VOLLMAR u. HIERONYMI, 1963).

Diese Ansicht wird auch durch die eigenen Experimente mit resorbierbaren Fremdkörperimplantaten erhärtet. Werden solche Stoffe binnen weniger Monate resorbiert, kommt es nicht zur Ausbildung von bleibendem, fibrösem Narbengewebe, es werden hierdurch auch keine Sarkome ausgelöst. Anders bei schwer resorbierbaren Stoffen, die über mehr als 6—8 Monate nachweisbar bleiben, hier kommt es zur Bildung einer fibrösen Bindegewebskapsel, von der dann ebenfalls Sarkome ausgehen.

Aus unseren Experimenten zeigt sich zudem eine *Zunahme der Sarkomgefährdung* durch Fremdkörperimplantate *mit der Versuchsdauer.* Offensichtlich ist die Gefährdung zur Sarkombildung in älterem fibrösem Narbengewebe höher.

Die Versuchsergebnisse in *Abhängigkeit von einer unterschiedlichen Gewebsverträglichkeit (Materialabhängigkeit)* finden so ebenfalls ihre Erklärung. Reizlos einheilende Kunststoffe bewirken nach subcutaner Implantation eine derbe avasculäre Bindegewebskapsel. Weniger gewebsverträgliche Stoffe wie Glas, Zinn und schwer resorbierbares Kollagen unterhalten längere Zeit eine entzündliche Proliferation mit einer vermehrten Vascularisation; die Ausbildung der präsarkomatösen, fibrösen Narben wird hintangehalten, die Sarkomausbeute ist geringer. Wird aber durch einen Fremdkörper nur in einer zeitlich kurzen exsudativen und proliferativen Einheilungsphase eine verstärkte Entzündungsreaktion ausgelöst, welche nach kurzer Zeit in die fibröse, narbige Abheilung übergeht, so kann durch solche vermehrten Narben die Sarkomgefährdung größer sein. Bei einzelnen Tierarten, wohl auch beim Menschen, mit einer geringeren Potenz zu sklerosierenden Bindegewebsreaktionen als Ratten und Mäuse können durch septische oder aseptische Wundheilungsstörungen gar erst vermehrt fibröse Narben mit einer erhöhten Chance zur Bildung bösartiger Geschwülste gebildet werden. — Insgesamt kann man annehmen, daß die molekulare Struktur und chemische Reaktionsfähigkeit eines implantierten Fremdkörpers in dem Maße die Sarkomgefährdung beeinflussen, wie sie unterschiedlich schnell und unterschiedlich stark eine präsarkomatöse, avasculäre Fibrose des Bindegewebes verursachen. Dies ist unabhängig von chemisch cancerogenen Noxen zu verstehen.

Die *Abhängigkeit* der Sarkomquoten *von der Körperregion* bei der Sarkogenese findet hier ebenfalls eine Interpretation. Soweit solche Unterschiede festgestellt wurden, steht die unterschiedliche, von der Körperregion abhängige Sarkomgefährdung in Relation zu einer unterschiedlich gebildeten Menge an avasculärem Narbengewebe. Nothdurft (1961) und wir selbst konnten bei Wistar-Ratten eine höhere Sarkomgefährdung in den kopfnahen Körperregionen nachweisen gegenüber den schwanznahen. Solche Unterschiede finden sich bei E 3-Ratten nicht. Damit in Relation stehend ist die fibröse Kapsel bei Wistar-Ratten kopfnah stärker ausgebildet als schwanznah, bei E 3-Ratten zeigte sich kein entsprechender Unterschied (Abb. 6 und 13).

Die *unterschiedlichen Versuchsergebnisse bei verschiedenen Tierarten* und *Tierstämmen* dürften sich wahrscheinlich ebenfalls durch die unterschiedliche Fähigkeit zur fibrösen Narbenbildung bei diesen Tieren erklären. Vergleichbare Untersuchungen stehen noch aus. Die fehlende Sarkombildung bei Hühnern nach subcutanen Cellophanimplantaten (Oberling, 1960) steht in Beziehung zu einer kaum wahrnehmbaren zarten Kapselbildung bei diesen Tieren. Dies konnten wir in eigenen Experimenten, die bislang nicht abgeschlossen sind, bestätigen.

Auch die *morphologischen Untersuchungen* bei der Blastogenese dieser bösartigen Geschwülste stehen mit dieser Hypothese in Einklang. Fremdkörpersarkome entstehen erst nach Ausbildung einer fibrösen, avasculären Narbe. Die Unterschiede in der Latenzzeit und der Sarkomgefährdung bei verschiedenen Tieren stehen in Relation zu einer entsprechend unterschiedlichen quantitativen und zeitlich unterschiedlichen Bildung dieser Präsarkomatose. Es ist zudem verständlich, daß die Sarkomkeime nicht nur an der Grenzschicht zur Implantatoberfläche entstehen, sondern auch in Kapselmitte. Die Sarkomauslösung beruht ja nach dieser Auffassung nicht auf implantatspezifischen Faktoren, sie ist in Faktoren des Narbengewebes selbst zu suchen.

Bemerkenswert ist dabei der *Strukturwandel der kollagenen Fasern* selbst zu Beginn der Proliferation von atypischen Fibroblasten, erkennbar an der unterschiedlichen Färbbarkeit und an der teilweisen Homogenisierung dieser Fasern.

Gleichzeitig finden sich vermehrt PAS-positive Granula in den Zellen, welche möglicherweise mit dem Abbau dieser atypischen Kollagenfasern in Beziehung stehen. OL'SHEVSKAJA (1963) vermutet, daß die protrahierte Proliferation der Fibroblasten unter den Bedingungen dieser veränderten Kollagenmassen zu Zellvariationen führt, aus denen schließlich Krebszellen hervorgehen. Zweifelsohne ist hier ein noch zu bearbeitendes Problem endogener Krebsursachen. Es ist denkbar, daß maligne degenerierte Fibroblasten unter den Stoffwechselbedingungen des Narbengewebes leichter überleben und sich vermehren können und so Narbensarkome bilden (GUSLITSER, 1963). In Analogie hierzu sind auch epitheliale Zellen bei der Malignisierung möglicherweise als Adaptionsform zu sehen, homolog den Fibroblasten in den fibrösen Kapseln nach Fremdkörperimplantaten (BISCHOFF u BRYSON, 1964).

Das Problem der Fremdkörpersarkome stellt sich mit dieser synoptischen Interpretation in den *Problemkreis der Narbenkrebse.*

*Zusammenfassend* läßt sich feststellen, daß die Hypothese vom Fremdkörpersarkom als Narbensarkom die vorliegenden Ergebnisse erklären kann.

## VI. Unspezifische Sarkogenese und Metallkrebs

Das Fremdkörpersarkom gibt sich schließlich als ein Problem der „*unspezifischen Cancerogenese*" zu erkennen. Wir verstehen hierunter die Auslösung von bösartigen Tumoren ohne Mitwirkung bekannter chemisch-cancerogener oder physikalischer Noxen, wie sie klinisch und experimentell nach chronisch-entzündlichen Erkrankungen, nach Narben- und Callusbildung, als Malignisierung primär gutartiger Geschwülste, nach subcutaner Injektion auch physiologischer Stoffe u. a. vielfältig bekannt sind. Es scheint notwendig, von dem rein molekularen Denken bei der chemischen Carcinogenese abzurücken. Die Tatsache, daß subcutan oder andernorts injizierte Substanzen Tumoren auslösen können, ist nicht zwangsläufig gleichzusetzen mit einer chemisch-cancerogenen Wirkung (CLAYSON, 1962; BISCHOFF u.

BRYSON, 1964). Zahlreiche Probleme der experimentellen Geschwulstaus lösung stellen sich damit in neuer Form.

Sarkome, die in avasculärem Narbengewebe entstehen, sind nicht nu bei eingeheilten Fremdkörpern zu beobachten. Oft ist diese *Präsarkomatos* auch *nach chemischen und physikalischen krebsauslösenden Noxen* zu be obachten. Es stellt sich damit die Frage, ob nicht die Sarkogenese zumin dest bei einer großen Zahl solcher Experimente stets auf demselben We erfolgt. Die Vielfalt der sarkogenen Stoffe, der cancerogenen physikalische Noxen und unspezifischen Reize wie Entzündungen, Infektionen, chronisch Traumen u. a. sind dann allein als unterschiedliche Ursachen für dieselb morphologische Reaktion auf diese Faktoren, nämlich der Bildung derselbe Präsarkomatose, zu verstehen. Das würde besagen, daß cancerogene Fak toren selbst nicht krebsauslösend sind, sie verursachen allesamt nur di Präsarkomatose, aus welcher schließlich Sarkome entstehen, unabhängi von direkt an diesen Zellen angreifenden Noxen.

Versuche, bei Wistar-Ratten durch *subcutane Injektion von Calcium chlorid* über eine entsprechende Narbenbildung Sarkome auszulösen, ware bislang erfolglos.

Mittels am gleichen Ort *vielfach wiederholter Injektionen* lassen sich mit über raschend vielen Stoffen scheinbar „cancerogene" Fraktionen nachweisen. Jedes aus reichend lange untersuchte biologische Objekt (Leber und andere Organe, unbehan deltes Speiseöl und natürliche Fette, Urin, Lebertran, Milch, cholesterinreiche Frak tionen von Pflanzen, Tomatenbrei u. a.) erweist sich so schließlich als „cancerogen (NOTHDURFT, 1956). In diesem Zusammenhang sind auch Krebsauslösungen durc Polyvenylpyrolidon, Dextran (HUEPER, 1959, 1961), und durch an Dextran gebun denes Eisen (ZOLLINGER, 1962; FIELDING, 1962; GOLBERG, 1963, u. a.) zu bedenke

DRUCKREY u. SCHMÄHL (1954), später auch DOBERSTEIN (1960) machten auf di vielfältigen Beziehungen in der Blastogenese der Fremdkörpersarkome mit de sog. *„Wurm-Tumoren"* aufmerksam. Die chitinähnliche weiche Kapsel des Cysti cercus fasciolaris verhält sich im Gewebe morphologisch wie große Fremdkörpe implantate; dieser Parasit ist eine der häufigsten Ursachen von Lebersarkome der Ratte (BORREL, 1903; BULLOCK u. CURTIS, 1926, u. a.). Extrakte zeigte bei Ratten keine cancerogene Wirkung, wohl aber ein Brei aus getöteten Wür mern (DUNNING u. CURTIS, 1939, 1953). — Hier stehen in gleicher Weise di bekannte Krebsauslösung durch Schistosoma haematobium Bilharzie (IBRAHAM PASCHA, 1939), Opisthorchis felineus (ASKANAZY, 1900), Clonorchis sinensis u. a (YAMAGIWA, 1911) zur Diskussion.

Auch die Versuchsergebnisse von SCHMÄHL (1958) unterstreichen die übergeord nete Bedeutung fibröser Bindegewebsprozesse für die Sarkogenese, unabhängig vo der Implantatgröße und -form. Es gelang ihm, bei 39 Ratten mit *Asbestfaser* intraperitoneal und subcutan 11 Sarkome auszulösen. Bei diesem Versuchsmodel ist die „Formabhängigkeit" der durch die Fremdkörper hervorgerufenen Sarkom nicht gegeben; hier scheinen andere Faktoren ausschlaggebend zu sein. Auch bei de Maus läßt sich, wie bei der menschlichen Asbestose (NORDMANN, 1939), durc feinsten inhalierten Asbeststaub Lungenkrebs auslösen (NORDMANN u. SORGE, 1941) Auch diese Ergebnisse lassen sich wahrscheinlich als Narbenkrebs interpretiere bedenkt man hierbei die bekannte sklerosierende Bindegewebsreaktion um Asbest fasern. Je 1 Sarkom bei Ratten, mit Asbest intraossär und in die Nasennebenhöhle appliziert, beobachtete HUEPER (1952).

Auch bei der Krebsauslösung mit *ionisierenden Strahlen* oder Isotopen geht der Geschwulstbildung eine Fibrosierung der betreffenden Gewebe voraus, so beispielsweise der Bildung von Lebersarkomen nach Thorotrast die Thorotrastose der Leber (WENZ, 1965). Auch hier ist zu klären, in welchem Maße die ionisierende Strahlung selbst krebsverursachend wirkt, ob sie nicht allein für die Bildung der Präsarkomatose, der strahlenbedingten Sklerose der Gewebe, verantwortlich zeichnet.

Bei eingeheilten soliden Scheiben von *Edelmetallen* wie Platin und Gold konnten NOTHDURFT (1955, 1956, 1958, 1960) und HACKMANN (1959) zeigen, daß es sich um Fremdkörpersarkome handelt. Solide Scheiben führten subcutan bei Ratten eingeheilt zu Sarkomen, nicht aber pulverförmige. Kolloidale Goldlösungen intravenös injiziert lösten keine Tumoren aus (SCHMÄHL u. STEINHOFF, 1960). SCHMÄHL u. STEINHOFF (1960) konnten allerdings auch mit subcutan injiziertem kolloidalem Silber bei 8 von 26 Ratten, die länger als 14 Monate nach Versuchsbeginn lebten, lokale Tumoren auslösen.

Auch mit anderen *Metallen* konnten lokale Sarkome erzielt werden (Tabelle 2). Hierbei ist ungeklärt, in welchem Ausmaß die chemischen Eigenschaften dieser Metalle für den sog. *Metallkrebs,* ein durch die Arbeiten von SCHINZ u. UEHLINGER (1942) mit Arsen, Chrom und Kobalt für die experimentelle Krebsforschung begründeter Problemkreis, bedeutsam sind, in welchem Maß aber auch ein Wirkungsmechanismus entsprechend dem bei Fremdkörpersarkomen mitspielt. Beim sog. Metallkrebs sind neben der chemischen stets die chronisch-entzündlichen Faktoren mit zu bedenken (OETTEL, 1958; ECKARDT, 1959; HACKMANN, 1959; BISCHOFF, 1963; HUEPER, 1963, u. a.).

Höchstwahrscheinlich hat *Nickel* chemisch-cancerogene Eigenschaften. Bei Kaninchen, Meerschweinchen und Ratten konnten mit metallischen Suspensionen, inhaliert, intravenös, intraossär und intrapleural verabreicht, Sarkome erzielt werden. Die Latenzzeit betrug bei den Ratten 4—28, bei Meerschweinchen über 20, bei den Kaninchen aber 43 Monate (HUEPER, 1952, 1955, 1956, 1958, 1967). GILMAN u. HERCHEN (1962) untersuchten bei Ratten intramuskulär verabreichtes $Ni_3S_2$ in Pulverform, als Schnipsel und solide Scheiben. Dabei zeigte sich keine Formabhängigkeit der hohen Sarkomquoten von 71—95%. Die Ausbildung einer Fremdkörperkapsel war für diese Blastogenese nicht erforderlich. Mit je 4 kleinen subcutanen Scheiben aus Nickel mit Gallium von 0,2 cm Kantenlänge konnten MITCHELL u. Mitarb. (1959) bei 10 Ratten 9 Sarkome erzielen.

DRUCKREY, HAMPERL u. SCHMÄHL (1957) konnten bei Ratten mit intraperitoneal eingebrachtem feinkörnigem *Quecksilber* Sarkome erzielen. Auch diese Ergebnisse sind wahrscheinlich als Folge einer unspezifischen, präsarkomatösen Narbenbildung unterschiedlicher Quantität, unabhängig von Formfaktoren, zu verstehen.

Weitere positive experimentelle Ergebnisse liegen vor von *Eisen* und *Stahl, Tantalum, Vitallium, Kobalt, Chrom, Kupfersalzen* und *Zinksalzen* (Tabelle 2), zudem von radioaktiven Stoffen wie beispielsweise Radium und Mesothorium (UEHLINGER u. SCHÜRCH, 1938).

BECKER, MARKGRAF, OSWALD, SCHYRA u. WINNEFELD (1967) implantierten Ratten relativ kleine Fremdkörper von 1,1 cm Durchmesser und 0,3 cm Dicke. Dabei wurden subcutan, intraperitoneal und am Oberschenkel insgesamt nur 130 Fremdkörper, davon 95 als Einzel-, 35 als kombinierte Implantate aus 11 verschiedenen Metallen, 13 *kombiniert aus je 2 verschiedenen Metallen,* daneben Gallensteine und Kunststoffe getestet. Es traten nur 6 lokale Sarkome bei den 35 Doppelimplantationen auf, vorwiegend an der Anode. Signifikante Aussagen sind bei diesen kleinen Versuchsreihen nicht möglich.

In *mehreren Versuchsserien*, die noch nicht abgeschlossen sind, wählten wir als Beispiel für einen Metallkrebs, zugleich um die Sarkogenese vergleichen zu können, *metallisches Zinn* *. Für diese Wahl sprach einmal die Feststellung, daß bislang mit diesem Metall keine bösartigen Tumoren ausgelöst wurden, zum anderen ist von diesem Element bekannt, daß es im Gegensatz zu Edelmetallen im lebenden Gewebe längere Zeit anhaltende Entzündungsprozesse unterhält.

Dies wurde beispielsweise von Pferdehändlern in betrügerischer Absicht zur Erzeugung der gewünschten *Stirnblässe bei Pferden* ausgenutzt. Von einem senkrechten Hautschnitt wurden unter die Stirnhaut rechts und links dünne Blei- bzw. Zinnplatten gelegt, um damit durch die chronische Gewebsirritation eine künstliche Blässe hervorzurufen (SCHULTZ, 1813).

OPPENHEIMER u. Mitarb. (1956, 1958) implantierten erstmals 25 Ratten Zinnfolien subcutan als Rundscheiben von 1,5 cm Durchmesser, ohne daß sie damit Sarkome erzielten. In weiteren Experimenten sollen sie, entsprechend einer Mitteilung von NOTHDURFT (1960) und CLAYSON (1962), mit dickeren, sich nicht faltenden und verklumpenden Scheiben Tumoren beobachtet haben.

*150 männliche Wistar-Ratten* erhielten im Alter von 3 Monaten insgesamt *1200 subcutane Implantate*, jedes Tier 8, entsprechend den früheren Experimenten. Diese Versuche gliederten sich in *3 Gruppen* (Tabelle 12):

*Versuchsgruppe XVII:* 50 Ratten erhielten je 8 Rundscheiben von 1,7 cm Durchmesser aus etwa 15 aufeinandergelegten *Zinnfolien* (von jeweils 1 mm Dicke). Auch diese mehrschichtigen Zinnplättchen krumpelten noch erheblich, wie die Kontrolluntersuchungen zeigten.

*Versuchsgruppe XVIII:* 50 Ratten erhielten je 8 Rundscheiben von 1,2 cm Dicke aus *Polypropylen*, denen *auf einer Seite* im Vakuum bei $10^{-4}$ Torr verdampft eine dünne Schicht *metallisches* Zinn aufgesprüht wurde, das sich mechanisch nicht mehr ablösen ließ. Das Polypropylen entsprach dem handelsüblichen Hostalen PPH **.

*Versuchsgruppe XIX.* 50 Ratten erhielten je 8 Rundscheiben aus *Polypropylen* von 1,2 cm Durchmesser und 0,2 cm Dicke subcutan implantiert.

Diese Versuche brachten nach 12 Monaten ein *erstes lokales Fibrosarkom bei der mehrschichtigen Zinnfolie.*

Bis zu diesem Zeitpunkt registrierten wir *keinen Tumor* bei den Tieren mit Scheiben aus *Polypropylen und Zinn.* Demgegenüber erhielten wir bereits eine größere Zahl von Sarkomen mit Polypropylenscheiben ohne Zinn.

---

* Für diese Anregung wie auch für die kollegiale Hilfe und Beratung bei den eigenen Versuchen möchte ich Herrn Priv.-Doz. Dr. OSSWALD vom Institut für Experimentelle Geschwulsterzeugung und Geschwulstbehandlung (Direktor: Prof. Dr. D. SCHMÄHL) danken.

** Herrn E. FINKENBEIN danke ich für die vielfältige Hilfe bei allen hier wiedergegebenen Tierexperimenten.

Für die Herstellung dieser besonders anzufertigenden Scheiben danke ich Herrn Ing. HELMUTH MEYER von den Farbwerken Hoechst AG. Frankfurt-Höchst.

Tabelle 12. *Zinnfolien, Polypropylenscheiben einseitig mit Zinn und Propylenscheiben bei Wistar-Ratten subcutan implantiert. Zahl der überlebenden Ratten, der noch im Versuch befindlichen Implantate sowie der beobachteten Sarkome in Abhängigkeit von der Versuchsdauer*

| | | Versuchsdauer (Monate) | Start | 7 | 8 | 9 | 10 | 11 | 12 | 13 | 14 |
|---|---|---|---|---|---|---|---|---|---|---|---|
| XVII = R | Zinn (mehrschichtige Folien) 1,7 cm ∅ | (0) Überlebende Ratten | 50 | 38 | 30 | 21 | 15 | 14 | 13 | 8 | 3 |
| | | (1) Zahl d. verbliebenen Implantate (ohne nachweisbare Tumoren) | 400 | 304 | 240 | 168 | 120 | 112 | 104 | 64 | 24 |
| | | (2) bislang beobachtete Zahl von Sarkomen | — | — | — | — | — | — | 1 | 1 | 1 |
| | | (3) = (1) + (2) | 400 | 304 | 240 | 168 | 120 | 112 | 105 | 65 | 25 |
| XVIII = S | Polypropylen mit Zinn (eine Seite) 1,2 cm ∅ | (0) Überlebende Ratten | 50 | 39 | 28 | 28 | 27 | 26 | 25 | 23 | 21 |
| | | (1) Zahl d. verbliebenen Implantate (ohne nachweisbare Tumoren) | 400 | 312 | 224 | 224 | 216 | 208 | 200 | 184 | 168 |
| | | (2) bislang beobachtete Zahl von Sarkomen | — | — | — | — | — | — | — | — | — |
| | | (3) = (1) + (2) | 400 | 312 | 224 | 224 | 216 | 208 | 200 | 184 | 168 |
| XIX = T | Polypropylen 1,2 cm ∅ | (0) Überlebende Ratten | 50 | 44 | 37 | 36 | 35 | 34 | 33 | 32 | 29 |
| | | (1) Zahl d. verbliebenen Implantate (ohne nachweisbare Tumoren) | 400 | 272 | 296 | 288 | 280 | 272 | 264 | 256 | 232 |
| | | (2) bislang beobachtete Zahl von Sarkomen | — | — | — | — | — | — | 2 | 4 | 7 |
| | | (3) = (1) + (2) | 400 | 272 | 296 | 288 | 280 | 272 | 266 | 260 | 239 |

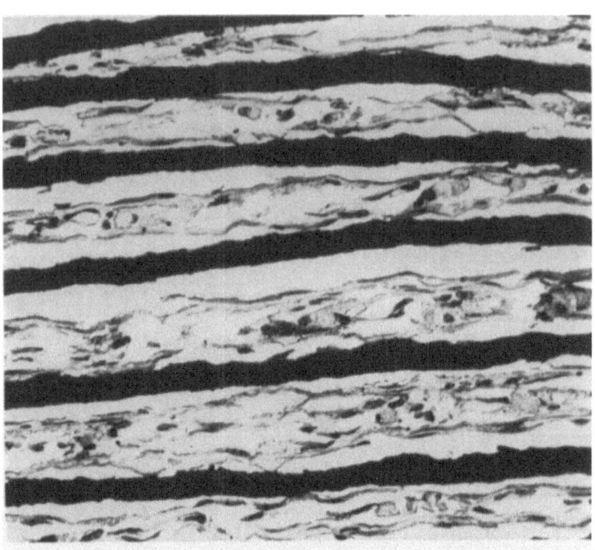

Abb. 14 a. Mehrschichtige Zinnfolie 3 Monate nach subcutaner Implantation. Histiocyten und lockeres Bindegewebe zwischen den Blättern der Zinnfolie (schwarz). *Keine* nennenswerte Ausbildung von gefäßlosem, zellarmem und faserreichem Kapselgewebe (Paraffineinbettung, Hämalaun-Eosin-Färbung; 100fache Vergrößerung)

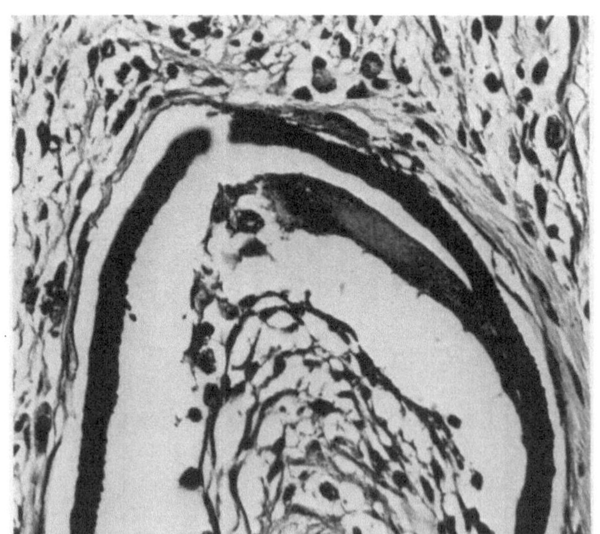

Abb. 14 b. Langgestreckte Fremdkörperriesenzellen neben den Blättern der Zinnfolie (schwarz) 3 Monate nach subcutaner Implantation. Bislang nur wenig kollagenfaserreiches, zellarmes Kapselgewebe, überwiegend lockeres histiocytenhaltiges Bindegewebe (Paraffineinbettung, Hämalaun-Eosin-Färbung; 100fache Vergrößerung)

Die großen subcutanen Zinnmengen waren für diese Tiere nicht belanglos. Bereits im 1. Versuchsjahr verstarben 37 der 50 Ratten, die allesamt einen abgemagerten, ungesunden Eindruck mit struppigem Fell erweckten.

Das Zinn unterhält offensichtlich im Vergleich zu Kunststoffen und auch zu macerierten Knochenspänen eine *längere Zeit anhaltende proliferierende Entzündungsreaktion* mit einer lange Zeit anhaltenden Vascularisation des Wundbettes (Tabelle 9). Damit in Relation steht eine auffallend *geringere Sarkomgefährdung im Vergleich zu Kunststoffen*. Zwischen die mehrschichtigen Zinnfolien hatte sich ein lockeres Histiocyten enthaltendes Bindegewebe mit Fremdkörperriesenzellen geschoben. Die bei soliden Scheiben aus macerierten Knochen und weniger ausgeprägt auch bei unresorbierbaren Kollagenfolien bereits nach 2 Monaten nachweisbare fibröse, avasculäre Fremdkörperkapsel fehlte beim Zinn vollständig, sie ist auch histologisch kaum angedeutet (Abb. 14 a und b).

*Zusammenfassend* ist festzustellen, daß die Sarkogenese nach unspezifischen krebsauslösenden Noxen häufig eine Präsarkomatose zur Voraussetzung hat, welche der fibrösen, avasculären Narbe der Fremdkörperkapsel entspricht. Die Sarkomgefährdung durch Edelmetalle entspricht derjenigen anderer inerter Fremdkörper. Auch beim Metallkrebs sind neben chemischen Faktoren unspezifische, durch die Implantatform und chronische Entzündung bedingte Faktoren zu bedenken. Es gelang, mit Zinnfolien erstmals ein Sarkom auszulösen. Die auffallend geringe Sarkomgefährdung durch solche Implantate steht in Relation zu den lange Zeit anhaltenden proliferativen Entzündungsreaktionen mit verzögerter Ausbildung von präsarkomatösen Narben.

## VII. Fremdkörpersarkome beim Menschen

Das Problem der Fremdkörpersarkome, fast ausschließlich als tierexperimentelles Modell bearbeitet, wäre unvollständig dargestellt, würden nicht die bisherigen Erfahrungen beim Menschen berücksichtigt.

Eine Reihe kasuistischer Mitteilungen zeigt, daß nach implantierten Fremdkörpern auch beim Menschen bösartige Geschwülste auftreten können. Die hierbei beobachteten *langen Latenzzeiten*, vereinzelt über Jahre, meist über Jahrzehnte reichend (Tabelle 13 und 14), mahnen zur Zurückhaltung bei der Verwendung alloplastischer, nicht resorbierbarer Implantate in der Chirurgie. Dieses Problem kann erst in den kommenden Jahrzehnten für die Humanmedizin größere Bedeutung erlangen, nachdem in der Chirurgie seit relativ kurzer Zeit erst in größerem Umfang auch großflächige

Implantate verwendet werden. Es fehlt uns die Sicherheit aus langer Erfahrung.

Im Einzelfall läßt sich beim Menschen nicht mehr feststellen, mit welcher ursächlichen Bedeutung auch andere für die Geschwulstauslösung bedeutsame Faktoren beteiligt sind. Bei Implantaten aus Metall-Legierungen ist besonders der Gehalt an cancerogenem Zink zu bedenken. Zusätzliche Traumen, präneoplastische Gewebsveränderungen, Röntgenstrahlen und ein zusätzlicher Infekt sind oft beteiligt.

In der Summe der Fälle zeigen uns diese Beobachtungen aber, daß *für den Menschen das Problem der Fremdkörper- und Narbensarkome grundsätzlich besteht. Die Chirurgen sind damit vor die Aufgabe gestellt, mögliche prophylaktische Maßnahmen zu erkennen und zu beachten, soweit diese ohne Schaden oder größeres Risiko für den betroffenen Patienten möglich sind.*

## 1. Sarkome bei metallischen Fremdkörperimplantaten

Eine Zusammenstellung der bislang beobachteten Sarkome im Bereich von Metallimplantaten (Tabelle 13) ist bereits beachtlich. Es handelt sich hier um Krebserkrankungen als *Folge von Kriegs- und Friedensverletzungen sowie nach operativen Implantaten.* Auf der anderen Seite ist diese Zahl verschwindend gegenüber dem Riesenheer irgendwo und irgendwie Traumatisierter (Bauer, K. H., 1966). Das Zusammentreffen traumatisierten Gewebes mit Fremdkörperimplantaten und die spätere Geschwulstauslösung können aber nicht als zufälliges Zusammentreffen angesehen werden, man muß in diesen Fällen die Verletzungen als ein wesentliches Glied in der Kausalkette der Krebsentstehung ansehen, wie unser gesamtes Wissen um den Problemkreis „Geschwulst und Trauma" lehrt (Bauer, K. H., 1952, 1966; Dietrich, 1950; Bauer, K. H. u. Frey, 1955, u. a.).

Nothdurft (1956) fand bis dahin nur 7 Menschen mit Neoplasmen, bei denen ein Fremdkörper als Ursache beschuldigt wird. Es handelte sich dabei stets um Lungencarcinome.

Diese Sarkome entstanden ausschließlich *auf dem Boden alter Narben* nach jahre- bis jahrzehntelanger Latenzzeit. Beim Menschen stellt sich das Problem der Fremdkörpersarkome ebenfalls, und hier besonders auffallend im Problemkreis der Narbensarkome.

Bei all diesen Beobachtungen ist eine Latenzzeit von mehr als 2 Jahren beobachtet worden. Bei 2 Fällen handelte es sich nicht um Sarkome, sondern um ein zellreiches Fibrom, welches 2 Jahre nach einer Granatsplitterverletzung beobachtet wurde (Philipsberg, 1922) und im anderen Fall entstand das Fibrosarkom nach Implantation einer Humerus-Vitallium-Prothese nach Exstirpation eines Chondrosarkoms (Ariel u. Jacobs, 1964),

Tabelle 13. *Sarkome nach metallischen Fremdkörperimplantaten beim Menschen (25 Fälle)*

| Autor | Trauma | Latenz (Jahre) | Histologie | Bemerkungen |
|---|---|---|---|---|
| Krevet, 1888 | Infant. Steckschuß re. Axilla | 15 | Rundzellen-Sa. | Fistelbildungen, Geschoß im Tu. |
| Löwenthal, 1895 | Schußbruch am Oberschenkel | 21 | Weichteil-Sa. | Fistelbildungen, Tu. mit Knochen- u. Geschoßsplitter |
| Philipsberg, 1922 | Granatsplittersteckschuß Rücken | 2 | Zellr. Fibrom, Übergang in Fibro-Sa. | Granatsplitter im Tu., 2 Rezidive in 4 J. |
| Melzner, 1927 | Weichteilverl. re. Oberschenkel, Infanteriegesch. n. 3 J. entf. | 11 | Fibro-Sa. | |
| Reinhardt, 1928 | Kesselexplosion, Messingstück | 17 | Meningeales Sa. | mit 1 cm langem Drahtstück im Tu. |
| Kopas, 1929 | Schrotverl. li. Hoden | 4 | Sarkom, teilw. carcinomatös | mehrere Schrotkugeln im Tu. |
| Thies, 1936 | re. Hand Granatsplitterverl. (n. 19 J. Splitter entf.) | 20 | Spindelzell-Sa. | Zertrümmerung d. Metacarp. II, 1 J. Eiterung |
| May, 1937 | Defektschußbruch Elle | 18 | Spindelzell-Sa. | |
| Keller, 1938 | Schrapnellkugel vor 1. LKW | 12 | Hämangio-Sa. | Knochenherd im 3. LWK, Querschnittsl. |
| Desjaques, 1939 | multiple Granatsplitterverl. u. Stecksplitter d. Kniegel. re. | 21 | Teleangiekt. Sa. | Stecksplitter im Tu. |
| Reinhardt, 1943 | Hirn – Metalldraht n. Kesselexpl. | 20 | Sa. d. Meningen | Fremdkörper zentral im Tu. |
| Frey u. Knauer, 1949 | Granatsplitter re. Oberschenkel, Trümmerschußbruch d. Femur | 3 | Chondro-Sa. des Amput. Stumpfes | Gasbrand n. d. Verl., Hemipelvektomie geheilt |
| Prosinger, 1950 | Humeruskopf, Granatsplitterverl. | 36 | Chondromyxo-osteo-Sa. | rezidiv. Osteomyelites, parossale Metallsplitter |
| Dontenwill u. Graf, 1953 | Schrotschußverl. li. Obersch. | 14 (15) | Neurosa. | |
| Ebert, 1954 | Granatsplitterverl. re. Obersch. | 8 | Polym.-Sa. | Splitter im Tu. |

Tabelle 13 (Fortsetzung)

| Autor | Trauma | Latenz (Jahre) | Histologie | Bemerkungen |
|---|---|---|---|---|
| Dietrich, 1954, 1957 | Schienbeinkopf, Granatsplittersteckschuß | 16 | Polym.-Sa. | Fisteleiterungen |
| McDougal, 1956 | Humerusfraktur, Druckplatte | 30 | Ewing-Sa. | Leber- u. Lungenmetastasen |
| Bürkle de la Camp, 1958 | Oberschenkelfraktur, Marknagelung | 4 | Alveolarsa. | |
| Struppler, 1959 | Schenkelhalsfraktur, Nagel n. 2 Mon. entf. | 6 | Chondrosa. | evtl. ausgehend vom Enchondrom d. proximalen Femur |
| Blümlein, 1963 | Metallsplitter—Weichteile d. HWS | 8 | Rundzellen-Sa. | |
| Schmidt u. Jaquet, 1963 | Stopfnadel im cranium | 40 | Meningeom | (versuchte Kindstötung) |
| Ariel u. Jacobs, 1964 | re. Humerus—Vitalliumprothese wg. Chondro-Sa. | 2 | Fibro-Sa. | wahrscheinl. nur lokales Tumorrezidiv |
| Schäfer, 1965 | Hirn—Granatsplitterverl. | (8)—18 | Meningeom | Eisenreste im Narbengewebe nachweisbar |
| Bauer, K. H., 1966 | Hirn—Granatsplitterverl. | 35 | Glioblastoma multiforme | |
| Nolte, 1966 | Minensplitterverl. d. Oberschenkels | 46 | Spindelzell-Sa. | Metallsplitter im Tu. |

wobei es wahrscheinlich ist, daß es sich hier nicht um ein implantatbedingtes Sarkom, sondern um ein Tumorrezidiv mit anderer Morphologie handelte.

Beim Menschen sind viel häufiger Fälle mit *Carcinomen, mitverursacht durch eingesprengte metallische Fremdkörper,* beobachtet worden. Der chronisch entzündliche Prozeß, vom Fremdkörper unterhalten, führte zur Epithelisierung der Fistelgänge und oft tapetenartigen Auskleidungen der Absceßhöhle. Von solchen Epithelzellen nehmen schließlich die Carcinome ihren Ausgang, gleichgültig ob diese Fremdkörper dann in den Weichteilen, im Bereich des Respirationstraktes, des Magendarmtraktes oder des Harntraktes lokalisiert sind (VON ESMARCH, 1889; KARG, 1934; HOSHYA, 1935; SCHMIDT, 1938; HELLNER, 1939; REAH, 1947; BAUER, K. H., 1949, 1952, 1963 und 1966; FREY u. KNAUER, 1949; DIETRICH, 1950; FISCHER-WASELS, 1951; DAHLMANN, 1951; DONTENWILL u. GRAF, 1953; GRILL, 1954; SCHÜTZ u. STEIN, 1956; HEIDSIECK, 1960; BIRNMEYER, 1963, u. a.).

*Zusammenfassend* ist festzustellen, daß beim Menschen Sarkome nach langdauernden metallischen Implantaten beobachtet wurden. Die Latenzzeit betrug in keinem Fall unter 2 Jahren, meist aber Jahrzehnte. Chronische, rezidivierende Entzündungen oder gleichzeitige Infektionen bestanden nur bei einem Teil der Fälle. Die Sarkome nahmen in jedem Fall von den Narben am Ort der Implantate ihren Ausgang.

## 2. Sarkome bei nichtmetallischen Fremdkörpern in Operationsnarben und Prothesensarkome beim Menschen

Bislang finden sich nur vereinzelt klinische Beobachtungen von Sarkomen im Bereich *eingeheilter, nichtmetallischer Fremdkörper.* Auch bei diesen ging der bösartigen Geschwulst jeweils ein Stadium vieljähriger sklerosierender Bindegewebsprozesse voran. In keinem Fall entstand das Sarkom aus einer floriden, proliferativen Wundheilung (Tabelle 14).

Die *eigene Beobachtung* betrifft ein Mädchen mit einem Osteosarkom des Tibiakopfes an der *Implantationsstelle von homoioplastischem Knochenmaterial.* Über dieses Mädchen hat BAUER, K. H. (1963, 1965) erstmals berichtet. Diese klinische Erstbeobachtung veranlaßte die eigenen tierexperimentellen Untersuchungen zum Problem der Sarkomentstehung nach homoio- und heterotransplantiertem Knochen (OTT u. JANSEN, 1966).

Bei dem 13 Jahre alt gewordenen Mädchen wurde im Alter von 9 Monaten eine schwere Anämie festgestellt. Wegen der fehlenden Erythropoese — es handelte sich um eine Erythroblastophthise vom Typus Diamond-Blackfan — wurde neben Bluttransfusionen und medikamentöser Behandlung im 2. Lebensjahr eine Knochenmarkübertragung vom gesunden Vater durch Transplantation von Beckenkammspänen in beide Schienbeinköpfe vorgenommen. Zweimal kam es am Implantations-

Tabelle 14. *Sarkome nach nichtmetallischen Implantaten beim Menschen*

| Autor | Lokalisation | Trauma | Fremdk. | Latenz (Jahre) | Histologie | Bemerkungen |
|---|---|---|---|---|---|---|
| HALLERVORDEN, 1948 | Hirnschädel occipital | offene Hirnverl. | Pflanzenfasern | 38 | Oligodendrogliom | |
| BETZLER u. LEONHARDT, 1954 | Oberbauchwandnarbe | mediane Laparotomie | Fadenreste | 19 (4) | Fibro-Sa. | |
| SCHINK u. BRÜCHLE, 1961 | Unterschenkel | Schußbruch | Knochen-Lamelle in d. Muskulatur | 18 | Fibro-Sa. | narbiger Schußkanal |
| NOLTE, 1966 | dist. Radius | Trümmerfraktur | Tibiaspanverpflanzung | 21 | Rhabdomyo-Sa. | 2 Drahtzerklagen, Eiterung nach Verwundung, Pseudarthrose |
| eigene Beobachtung | Tibiakopf | operative Implantation | Spongiosa vom Os ileum d. Vaters | 10 | Fibro-Sa. | Fraktur des Tibiakopfes im 3. Lebensjahr |

ort zur Fraktur. Unter einer Behandlung mit Cortison und ACTH besserte sich der Blutstatus überraschend gut (Brücher u. Weygand, 1955). Nach einer Latenzzeit von 10 Jahren entwickelte sich im rechten Tibiakopf an der Implantationsstelle der Späne mit chronischen Umbauvorgängen ein Osteosarkom, das bei dem 12jährigen Mädchen eine Oberschenkelamputation notwendig machte. Nach einem Jahr verstarb das Kind infolge einer ausgedehnten Metastasierung dieses Knochensarkoms.

Gelegentlich kann auch ein *Sequester* bei einer chronischen Osteomyelitis bei der Krebsauslösung beteiligt sein. Dieser „Krebs der Totenlade" wurde bereits von Graf (1891) beschrieben. Auch ohne chronische Infekte können *Knocheninfarkte* zum Ausgangspunkt von Knochensarkomen werden (Phemister, 1948; Johnson, 1953; Furey-Torrels u. Reagan, 1960).

Diese Beobachtungen zeigen uns zugleich, wie weit der Begriff *„Fremdkörper"* zu setzen ist (Krückmann, 1895). Das Vorkommen von Riesenzellen sowohl bei Tuberkulose wie nach Einheilung verschiedenartigster Materialien, bei Lepra, in der Resorptionszone von Hämatomen, Sequestern, in der Cysticercuskapsel, bei malignen Tumoren u. a. zeigt, daß der lebende Organismus auch körpereigene Produkte gelegentlich mit den unspezifischen morphologischen Vorgängen der Wundheilung bei Fremdkörpern beantwortet. Auch hier sind die Übergänge der Fremdkörpereinheilung zu den Veränderungen bei fibrosierenden Bindegewebsreaktionen aus anderen Ursachen fließend.

Die zusätzliche Infektion vermehrt das reaktive Granulationsgewebe und das Ausmaß der sekundären Narbenbildung (Fraenkel, 1888).

Mit der Körperoberfläche in Beziehung stehende Knochenstücke können, wie beim Fistelcarcinom, auch bei der Ausbildung von Carcinomen beteiligt sein. So berichtet Svetlakov (1960) über 3 bösartige Geschwülste des Larynx, ausgehend von verschluckten Knochenstücken.

Frische *floride entzündliche Prozesse* mit einer guten Vascularisation des Gewebes *entarten nicht maligne*. Es sind demnach nicht die Entzündungsvorgänge selbst, die in jedem Fall nachweisbar die präneoplastischen Veränderungen zur späteren Tumorentstehung schaffen (Becker, 1966). *Im Mittelpunkt dieser „unspezifischen Sarkogenese" stehen vielmehr sklerosierende Bindegewebsprozesse*, Narbenbildungen als Folge von Entzündung, Mangeldurchblutung, Bestrahlung, Trauma, Fremdkörperimplantaten, primär benignen Tumoren u. a. Allerdings ist beim Menschen recht häufig eine chronische Infektion beteiligt, welche die Bedingungen dafür komplettiert, daß im ständigen Wettstreit zwischen Störung und Heilung schließlich die Cancerisierung obsiegt (Bauer, K. H., 1966). Bei diesen klinischen Beobachtungen ist retrospektiv nicht mehr zu sagen, ob tatsächlich die eingeheilten Fremdkörper für die Sarkogenese entscheidend waren. Stets entstanden diese Geschwülste auf dem Boden weitgehend avasculärer alter Narben. Damit stimmen diese Erfahrungen durchaus überein mit den Beobachtungen bei tierexperimentellen Fremdkörpersarkomen mit dem einen Unterschied, daß *beim Menschen wesentlich längere Latenzzeiten, meist von Jahrzehnten* zu beobachten waren.

Damit stellt sich auch beim Menschen dieses Problem unter die Problematik der *Narbensarkome* allgemein. Es würde zu weit führen, dieses Kapitel „Sarkom und Trauma" beim Menschen hier darzustellen (s. BAUER, K. H., 1966). Aus den relativ seltenen Beobachtungen von *„Prothesensarkomen"* (Tabelle 15) und *Sarkomen in Operationsnarben* (Tabelle 16) soll die gleich lange Latenzzeit und die gleiche Histologie auf die Verwandtschaft in der Sarkogenese hinweisen. *Sarkome in Operationsnarben* sind sicher häufiger, als diese unvollständige Zusammenstellung aus der Literatur vermuten läßt. Wir konnten allein *2 Fälle* beobachten.

R. Sch., 43 Jahre (Krankenblatt-Nr.: 2334/55): Vor 15 Jahren Mastitis incidiert. Seit 10 Jahren bemerkte die Patientin eine kleine Verdichtung im Bereich der alten Incisionsstelle der linken Brust, die in den letzten Wochen ohne äußeren Anlaß rasch größer wurde. Bei der stationären Aufnahme fand sich ein derber, kleinapfelgroßer, bläulicher Tumor im Bereich des inneren oberen Quadranten der linken Brust, teilweise über die Haut hervorragend, offensichtlich von der Incisionsnarbe ausgehend, gegenüber der Unterlage aber gut verschieblich. — Nach Sicherung der Diagnose wurde eine Ablatio mammae mit Ausräumung der Axilla durchgeführt. Der postoperative Verlauf war komplikationslos. Die Patientin ist 12 Jahre postoperativ ohne Anhalt für Rezidiv- oder Metastasenbildung. Die histologische Untersuchung ergab ein *Fibro-Sarkom* (OTT u. RUEF, 1961).

G. R., 6 Jahre (Krankenblatt-Nr.: 185/59): 4 Jahre nach einer Laparatomie wegen Bridenileus Entwicklung einer kleinapfelgroßen Geschwulst in der Narbe. Der Tumor, der sich bis zu Faustgröße vergrößerte, wurde zunächst als Narbenhernie gedeutet. In unsere Klinik verlegt, zeigte sich bei der Operation, daß die Geschwulst den gesamten rechten M. rectur durchsetzte, zum Nachbargewebe aber noch gut abgrenzbar erschien. Das parietale Peritoneum war halbkugelig in die Bauchhöhle vorgewölbt, von der Geschwulst aber nicht durchwachsen. Der Tumor wurde im gesunden Gewebe mitsamt dem Rectusmuskel exstirpiert. Der Bauchdeckendefekt ließ sich durch schichtweise Naht primär verschließen. Histologisch fand sich ein *Fibrosarkom.* Nach 2 Bestrahlungsserien mit dem Betatron und einer rezidivfreien Überlebenszeit von nunmehr über 9 Jahren darf eine endgültige Heilung angenommen werden.

Die morphologischen Vorgänge der Sarkogenese beim Menschen entsprechen den tierexperimentellen Beobachtungen nach Fremdkörperimplantaten.

Diese Befunde wurden bereits von BOEGEHOLD (1882) beschrieben: „Aus den Spindelzellen entsteht dann das eigene faserige Narbengewebe, und zwar indem wahrscheinlich der größte Teil des Zelleibes in Fasermassen übergeht, so daß schließlich nur die spärlichen, verkümmerten, stäbchenförmigen Fasern noch sichtbar sind, an die frühere Zellenformation erinnern. Mit diesem Prozeß, vielleicht durch denselben bedingt, geht parallel die Verödung und Verschrumpfung der Gefäße in dem zuerst so reichlich vascularisierten Narbengewebe. Alle diese Vorgänge scheinen darauf hinzudeuten, daß hier ein Gewebe geschaffen sei, welches eine geringe Vitalität besitzt und zu irgendwelchen produktiven Vorgängen für die Zukunft sich nur wenig eignet. Doch sehen wir zuweilen, wie sich in der Narbe Geschwülste, Neubildungen entwickeln, die sich durch rapiden Verlauf und große Wachstumsfähigkeit auszeichnen".

Tabelle 15. *„Prothesensarkome“ (ergänzt n.* Bauer, K. H., *1966)*

| Autor | Lokalisation | Amput. Form | Latenz (Jahre) | Histologie |
|---|---|---|---|---|
| Schmidt, Mb., 1938 | Oberschenkelst. | O'sch. | 11 | Sarkom |
| Frey u. Knauer, 1948 | | | | |
| Bauer, K. H., 1952, 1963, 1966 | Oberschenkelst. | O'sch. | 3 | Chondro-Sa. |
| Ebert, 1954 | Oberschenkelst. | O'sch. | 37 | Neurofibro-Sa. |
| Jansen, 1960 | Tibiakopf | U'sch | 4 | Retothel-Sa. |
| Jansen, 1962 | Adductoren O'sch. (Prothesenrand) | U'sch | 12 | Spindelzell-Sa. |
| Eger, 1962 | Mamma – re. (Druckfurche des Riemens) | O'sch. | 40 | Spindelzell-Sa. |
| Arens, 1963 | Unterschenkelst. | U'sch | 1 | Spindelzell-Sa. |
| Flemming, 1966 | Oberschenkelst. | O'sch. | 20 | Spindelzell-Sa. |

Tabelle 16. *Sarkome ausgehend von Operationsnarben beim Menschen*

| Autor | Lokalisation | Operation | Latenz (Jahre) | Histologie |
|---|---|---|---|---|
| Capaldi, 1908 | Unterarm, Amput. Narbe | Amputation | 20 | Sarkom |
| Hamant, Cornil u. Mosinger, 1930 | Narbe am O'schenkel innen | Fibromexstirpation | 1 | Fibro-Sa. (evtl. Rezidiv eines primär. Sarkoms?) |
| Warren u. Sommer, 1936 | Hals | Incision wegen Lymphadenitis | 50 | Fibro-Sa. |
| Heller u. Sieber, 1950 | Mastektomienarbe | Mastektomie | ? | Fibro-Sa. |
| Pack u. Ariel, 1952 | Bauchwand | Laparotomie wegen Quercolon-Ca. | 2 | Fibro-Sa. |
| Zülch, 1953 | Dura des Schädels | Trepanation (wegen Ependymom) | 9 | Fibro-Sa. |
| Stout, 1957 | 1. Bauchwand | Laparotomie | 2 | Fibro-Sa. |
| | 2. Axilla | Incision | 20 | Fibro-Sa. |
| | 3. Finger | Absceßincision | 15 | Fibro-Sa. |
| | 4. re. Unterbauch | Appendektomie | 18 | Fibro-Sa. |
| Betzler u. Leonhardt, 1959 | O'bauch, Laparotomie | Übernähung eines perf. Ulcus (19 J. Relaparot., 4. J. Cholecystekt.) | 19 | Fibro-Sa. |
| Grueter u. Höbler, 1959 | Sehne d. Triceps surae | Achillotenotomie | 4 | prolif. Fibrom |
| Abruzzini u. Vecchione, 1961 | Thorakotomienarbe (Periost d. li. 5. Rippe) | Lobektomie bei Tbc. | 2 | Fibro-Sa. |
| Fuchs, 1961 | Periost d. 4. Rippe | Pneumolyse | 2 | Fibro-Sa. |
| Ju, 1966 | 1. Sternumbereich | Fibromexstirpation | 11 | Fibro-Sa. |
| | 2. Rücken | Leiomyomexstirpation | 10 | Fibro-Sa. |
| | 3. li. Leistenregion | Herniotomie | 15 | Fibro-Sa. |
| Eigene Beobachtungen | 1. Mamma li. | Mastitis-Incision | 15 | Fibro-Sa. |
| | 2. Bauchwand median. | Laparotomie b. | 5 | Fibro-Sa. |

Die klinischen Beobachtungen von Carcinomen im Bereich der Druckstelle von Bruchbändern, Uteruspessaren, Zahnprotesen, an Drainagestellen (ENGLER, 1964) und im Bereich anderer operativer Narbenbildungen lassen vermuten, daß es sich hier um keine grundsätzlichen Unterschiede der unspezifischen Sarkogenese und Carcinogenese handelt.

Das bislang wenig bearbeitete Gebiet der *benignen Tumoren* nach Traumen, Fremdkörperimplantaten, Narben, Frakturen u. a. muß hier unberücksichtigt bleiben (Lit. s. BAUER, K. H. u. FREY, 1959).

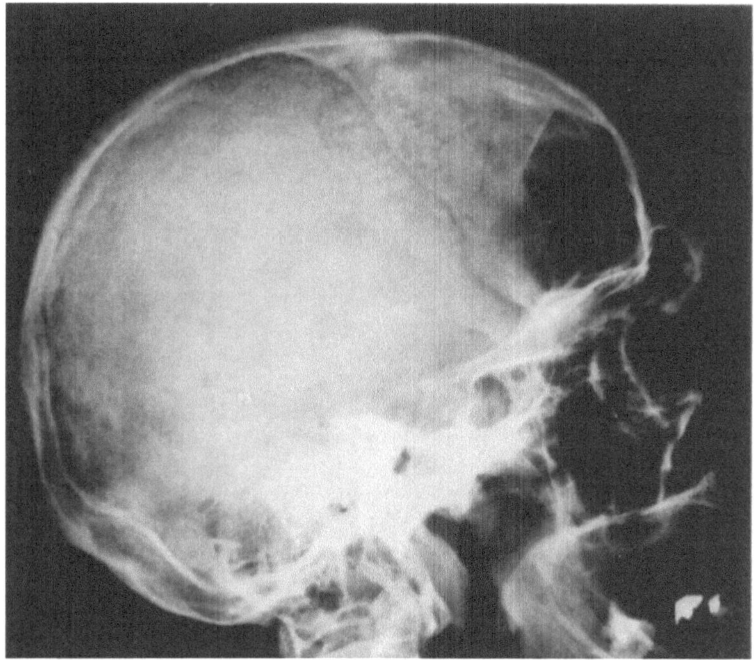

Abb. 15. 26 Jahre reizlos eingeheiltes 4 × 4,5 cm großes Implantat aus Plexiglas oberhalb der linken Orbita nach Osteom-Exstirpation. Zusätzlich occipitale Trepanationslücke (Röntgenaufnahme des Röntgen-Radium-Instituts der Universität Mannheim. Veröffentlicht von NOTHDURFT, 1966)

Es muß darauf hingewiesen werden, daß *auch beim Menschen Jahrzehnte eingeheilte,* relativ große *Fremdkörper* bekannt sind, *ohne* daß Sarkome entstanden. 2 Beispiele hierzu geben Abb. 15 und 16 wieder.

Eine Sammelstatistik von HARRIS (1961) erfaßt 16 660 meist seit Jahren verbliebene Implantate der weiblichen Brust. Drei Sarkombildungen sind erwähnt aber nicht näher beschrieben. Die Latenzzeiten sind aber bislang aus cancerologischer Sicht noch zu kurz.

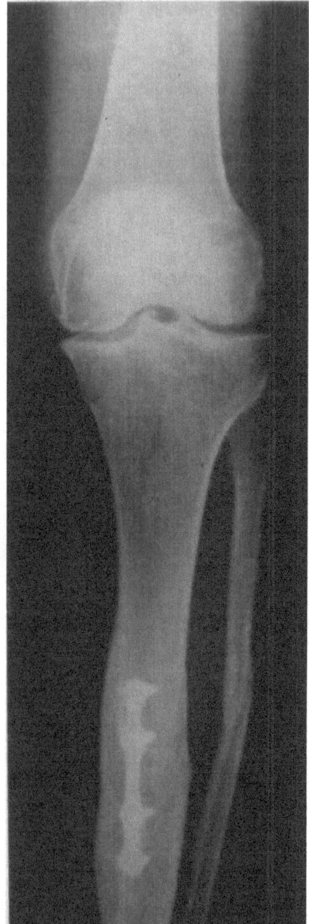

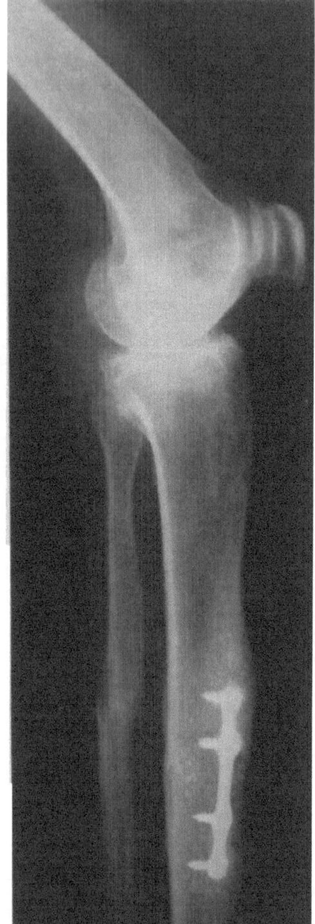

Abb. 16. 40 Jahre beschwerdefrei eingeheilte Lanesche Platte nach Unterschenkelfraktur

Sarkome als Spätschaden solcher Implantate sind in der Literatur sonst nicht bekannt geworden. Es ist allerdings auch nicht bekannt, wieviele dieser Fremdkörper über Jahrzehnte verblieben sind.

*Zelluloid* war der erste Kunststoff, der bei alloplastischen Implantaten verwendet wurde. FRANKENTHAL (1890) untersuchte erstmals die Brauchbarkeit dieses Stoffes zur Deckung von Schädeldefekten bei Hunden. Bereits 1895 berichtet er über erfolgreiche Implantationen beim Menschen. Seine Untersuchungen wurden mehrfach bestätigt. Diese Methode wurde noch im letzten Krieg angewandt.

LESSER (1884) hatte in Tierversuchen an Kaninchen und Hunden eine Heteroplastik des Knochens außer mit Korkplatten und Blei auch mit Gummi versucht. Um exakte Vergleichsmöglichkeiten bei der Knochenheilung zu erhalten, verwendete er Bohrlöcher in der Tibia, eine Methode, wie sie später von MAATZ, LENZ u. GRAF (1954) wieder aufgegriffen wurde. Gummi verursachte starke entzündliche Reaktionen in den umgebenden Weichteilen. Die Methode wurde daher wieder aufgegeben.

Erst mit der Entwicklung neuerer Kunststoffe kam es zur Fortsetzung dieser Versuche. Zur Vermeidung von Thoraxdeformierungen bei der Kollapsbehandlung der Lungentuberkulose wurde die Implantation von Polyviol-Plomben von REHN (1938) empfohlen.

Im Tierexperiment zeigte *Zellophan* einen proliferationsfördernden Reiz bei der Einheilung. Es wurde von PAGE (1939) nach tierexperimenteller Testung auch klinisch empfohlen. HARRISON u. CHANDY (1943) verwendeten es zur Einscheidung eines Aneurysmas der Arteria subclavia.

Die alloplastische Deckung von Schädeldefekten wurde mit Erfolg auch mittels Polymethylen-Methacrylat durchgeführt (CLARK u. WENTSLER, 1938; KLEINSCHMIDT, 1941; WOOLF u. WALKER, 1945, u. a.), zum Ersatz des Hüftgelenkes durch JUDET (1950, 1951). Spätergebnisse sind nur vereinzelt mitgeteilt worden (NOTHDURFT, 1966).

Im besonderen Maß bewährten sich verschiedene Kunststoffe als *Nahtmaterial*, so beispielsweise Supramid (LINDER u. SCHWAIGER, 1947). Ein ganz neues Anwendungsgebiet erschloß sich mit der Entwicklung von *porösen Gefäßprothesen.* VOORHEES, BLACKMORE u. JARETZKI (1951) erkannten die Brauchbarkeit von Kunststoffröhrchen zum Gefäßersatz, eine poröse, von Granulationsgewebe durchsetzte Wand aus biologisch indifferentem Material vorausgesetzt. In Deutschland waren es vor allem die Untersuchungen von LINDER (1956, 1958), welche zur breiten Anwendung des alloplastischen Gefäßersatzes führten. Neben Dacron und Teflon zeigte noch das Polypropylen besonders günstige Eigenschaften für diesen Verwendungszweck (VOLLMAR, 1960, 1961, 1967).

Einzelbeobachtungen widerlegen nicht eine durch implantierte Fremdkörper bedingte Krebsgefährdung des Menschen. Die Sarkogenese unterliegt den statistischen Gesetzen der Wahrscheinlichkeitsrechnung. Die Größe der Krebsgefährdung durch körperfremde Implantate wird erst eine jahrzehntelange Erfahrung bei vielen Menschen zeigen können.

*Zusammenfassend* ist festzustellen, daß beim Menschen im Bereich von eingeheilten metallischen und anderen Fremdkörpern Sarkome beobachtet werden. Diese Fälle zeigen, daß histologisch und klinisch keine grundsätzlichen Unterschiede gegenüber den Beobachtungen bei Narbensarkomen bestehen. Diese Tumoren entstehen nie auf dem Boden frischer, proliferierender Entzündungen, sie gehen stets von gefäßarmen, sklerosierenden Bindegewebsveränderungen aus. Die Latenzzeit beträgt wenigstens 2 Jahre, meist aber Jahrzehnte. Dies ist wahrscheinlich damit zu erklären, daß der menschliche Organismus diese Mindestzeit zur Ausbildung der präsarkomatösen Narben braucht. Chronische Entzündungen mit einer entsprechenden klinischen Symptomatik sind nicht erforderlich.

## 3. Schlußfolgerungen zur Begutachtung der Zusammenhangsfrage „Sarkom und Trauma"

Die Zusammenhangsfrage einer bösartigen Geschwulst als Unfallfolge wird allgemein nach Prüfung von *5 konventionellen Voraussetzungen* (BAUER, K. H., 1949, 1963, 1966; BAUER, K. H. u. FREY, 1955; DIETRICH, 1950, u. a.) beurteilt, die von BAUER, K. H. (1966) folgendermaßen formuliert wurden:

1. Der Unfall soll ausreichend schwer und als solcher erwiesen sein.
2. Das Geschwulstleiden soll histologisch gesichert, oder wenigstens klinisch zweifelsfrei sein.
3. Der Ort der Gewalt und der Ort der Geschwulst sollen übereinstimmen (örtlicher Zusammenhang).
4. Die Zwischenzeit (Latenzzeit) zwischen Unfall und Geschwulstentstehung muß mit den sonstigen Erfahrungen der klinischen Krebspathologie in Einklang zu bringen sein (zeitlicher Zusammenhang).
5. Für die sonst charakteristische Latenzzeit sollten lokale Überbrükkungssymptome nachzuweisen sein.

Die in den vorangegangenen Abschnitten dargelegten Ergebnisse aus tierexperimentellen Untersuchungen und klinischen Beobachtungen bieten hierzu einige *Erklärungen und neue Gesichtspunkte,* soweit es die *Begutachtung von Narbensarkomen* betrifft.

Bei der 1. Forderung ist festzustellen, daß *quantitativ vermehrte Narbenbildungen die Sarkomgefährdung erhöhen,* daß es aber keinen Hinweis für eine minimale Menge sklerosierten Bindegewebes bei dieser Sarkogenese gibt. Tierexperimentell werden solche Sarkome auch nach kleinen fibrösen Bindegewebsreaktionen vereinzelt gesehen. Klinische Beobachtungen zeigten vereinzelte Sarkome auch im Bereich von relativ kleinen Narbenbildungen (s. Tabelle 13, 14 und 16).

Hinsichtlich der 2. Forderung bleibt festzustellen, daß *auch benigne Geschwülste* wie proliferierende Fibrome und Meningeome gelegentlich *als Verletzungsfolge anzuerkennen* sind, sie lassen sich vereinzelt tierexperimentell durch Fremdkörperimplantate auslösen. Klinisch werden sie als Traumafolge immer wieder einmal gesehen.

Tierexperimente und klinische Beobachtungen erhärten in besonderem Maße die 3. Forderung. Durch Fremdkörperimplantate oder Traumen verursachte Sarkome zeigen *ausnahmslos, daß diese Geschwülste von Narbengewebe ausgehen.* Eine fibröse Bindegewebsreaktion als direkte oder indirekte Traumafolge am Ort der späteren Sarkomlokalisation ist zu fordern.

Stimmen Geschwulstlokalisation und Lokalisation der Traumaeinwirkung nicht überein, so ist eine Anerkennung der Zusammenhangsfrage nur möglich, wenn die anatomische bzw. funktionelle Abhängigkeit zwischen dem durch das Trauma geschädigten Organ und dem Gewebe der Geschwulstentwicklung überzeugend zu erklären wäre (Bauer, K. H., 1966).

Die 4. Voraussetzung, eine entsprechend lange Latenzzeit, findet ihre Begründung darin, daß solche Sarkome ausnahmslos erst nach Ausbildung eines fibrösen, gefäßarmen Narbengewebes entstehen. Diese Präsarkomatose bildet sich beim Menschen bekannterweise erst nach 1—2 Jahren. Bedenkt man zudem, daß eine bösartige Geschwulst zu ihrem Nachweis eine gewisse Größe erreichen muß, so ist eine *minimale Latenzzeit von 2 Jahren für den Menschen* zu fordern.

Diese Latenzzeit ist bei Tieren mit rasch sklerosierenden Bindegewebsreaktionen wesentlich kürzer. Beim Menschen sind kürzere Latenzzeiten nur denkbar, wenn die Traumatisierung ein bereits vorgeschädigtes, sklerosiertes Narbengewebe betrifft. Tierexperiment und klinische Kasuistik zeigen, daß die *Wahrscheinlichkeit* eines solchen Sarkoms *mit dem Alter des Narbengewebes zunimmt.*

Die 5. Forderung nach lokalen Überbrückungssymptomen bedarf der Einschränkung bzw. Klärung. Aus der Sicht der Fremdkörpersarkome zeigt sich hier ein scheinbarer Widerspruch: Im Tierexperiment ist die Sarkomgefährdung um so größer, je reizloser, gewebsverträglicher der Fremdkörper einheilt. Demgegenüber scheinen beim Menschen chronische und rezidivierende Entzündungen die Wahrscheinlichkeit des ursächlichen Zusammenhangs zu erhöhen. Der Widerspruch erklärt sich durch eine unterschiedlich gebildete Quantität präsarkomatösen, gefäßarmen, fibrösen Bindegewebes. Dieses ist, nach Tierexperimenten, um reizlose Kunststoffe stärker ausgebildet als um chronisch-reizende Stoffe mit längerer Zeit die Blutversorgung fördernden Gewebsveränderungen. Beim Menschen, der weniger zu sklerosierenden Gewebsprozessen neigt, bildet sich dieses präsarkomatöse Gewebe vermehrt bei chronischen Infekten. Dabei handelt es sich nicht um eine unabdingbare Voraussetzung, wie vielfältige Narbensarkome auch ohne vorangegangenen Infekt und ohne Brückensymptome zeigen (s. Tabelle 13, 14, 15 und 16).

*Zusätzliche Schädigungen wie Infekte, wiederholte Traumatisierungen u. a. erhöhen die Wahrscheinlichkeit in dem Maße, wie sie vermehrt präsarkomatöses Narbengewebe verursachen. Sie verlängern die Latenzzeit und mindern die Wahrscheinlichkeit insoweit, wie sie eine proliferative Wundheilung und Vascularisation unterhalten.* Lokal rezidivierende Krankheitsprozesse bzw. Brückensymptome sind also keine unbedingte Voraussetzung für eine Anerkennung der Zusammenhangsfrage, sie erhöhen aber bei verlängerten Latenzzeiten die Wahrscheinlichkeit eines solchen Zusammenhangs.

# VIII. Schlußfolgerungen für die tierexperimentelle Cancerogenese

Durch Fremdkörper ausgelöste Sarkome sind in vielfacher Hinsicht interessant für die experimentelle Krebsforschung. Ähnlich anderen tierexperimentellen Primärtumoren ist für sie eine relativ lange Latenzzeit von über 7 Monaten charakteristisch. Dosis und Zeitdauer sind bei ihrer Blastogenese exakt anzugeben. Syncarcinogene Faktoren können ausgeschlossen oder leicht kontrollierbar erprobt werden. Ihre lokale Wuchsform meist ohne Metastasierung, die späte Exulceration, fehlende Infektionen u. a. machen sie für cancerologische Experimente, so z. B. für serologische Untersuchungen, Transplantationsversuche und zur Prüfung von Cytostatika, besonders geeignet. Die Ergebnisse mit diesem *neuen Modell der* Krebsauslösung zeigen erstmals oder erneut eine Reihe grundsätzlicher Probleme der experimentellen Krebsforschung:

1. Der Nachweis, daß bei der Auslösung der Fremdkörpersarkome exogene Faktoren (Größe, Oberflächenbeschaffenheit, Porosität, Gewebsverträglichkeit, Verweildauer, syncarcinogene Noxen u. a.), aber auch endogene Faktoren (Tierart und -stamm, Applikationsform, Körperregion, geschädigte Gewebeart u. a.) Bedeutung haben, läßt vermuten, daß bei vielen anderen Tierexperimenten zur Ermittlung von *Krebsursachen* ebenfalls zahlreiche *Momente zusammenwirken.* Eine verbindliche Aussage ist dann nur nach einer alle diese Faktoren berücksichtigenden Analyse zulässig. Die übliche Registrierung von Tierart und -zahl, Dosis und Zeitdauer der Noxe, Applikationsform und Geschwulstzahl genügt nicht. Es ist eine Standardisierung in der Versuchsanordnung aller zu vergleichenden Tierexperimente notwendig, um vergleichbare Ergebnisse zu bekommen.

2. Es ist auszuschließen, daß *bei den bisherigen Versuchsergebnissen mit cancerogenen Stoffen nicht berücksichtigte* geschwulstauslösende oder -begünstigende *Momente* wie z. B. Größe und Form der Implantate, Applikationsort und -form etc. bedeutsam waren.

3. Mit den Fremdkörpersarkomen bietet sich ein relativ überschaubares *Modell zur Erhellung der* wenig bearbeiteten *„unspezifischen Tumorauslösung“* d. h. einer Krebsauslösung mit selbst nicht cancerogenen Noxen an. Die Beobachtung von Geschwülsten, ausgelöst durch Glucoselösungen, Gewebsextrakte, manche Metalle, Paraffin, unresorbierbare ölige und flüssige Substanzen u. a., läßt hier eine gemeinsame Interpretation erwarten.

4. Die fibröse Kapsel um eingeheilte Fremdkörper ist eine *Präsarkomatose.* Während experimentell und klinisch vieles über die Carcinogenese bekannt ist, wissen wir nur wenig über die Sarkogenese (Bauer, K. H., 1966).

5. Es ist zu prüfen, in welchem Umfang bei der sog. *Cocarcinogenese, Syn- und Antiblastogenese* die vorhandene bzw. verhinderte Ausbildung

präblastomatöser, gefäßloser Narben Bedeutung haben. Es ist wahrscheinlich, daß durch Maßnahmen, welche diese Präsarkomatose verzögern, ein antiblastogener, durch zusätzlich fibrosierende Faktoren aber ein synblastogener Effekt erzielt wird. Hierfür spricht z. B. die Feststellung von HECKER (1966), daß die 8 chemisch identifizierten Substanzen des Crotonöls gleichermaßen Entzündungen auslösende wie cocarcinogene Eigenschaften haben.

6. Für eine quantitative Cancerogenese ist das von DRUCKREY und KÜPFMÜLLER (1948, 1949) formulierte *„Summationsgesetz der Cancerogenese" unvollständig.* Diese Experimente zeigen eine Abhängigkeit der Krebsgefährdung von hier nicht berücksichtigten Faktoren, so von der betroffenen Körperregion und Gewebeart, dem Tierstamm, der Form des Implantats, der Verweildauer u. a. Darüber hinaus dürfte auch der Proliferationsgeschwindigkeit der exponierten Zellen eine grundsätzliche Bedeutung zukommen (OTT u. FREY, 1961).

# IX. Schlußfolgerungen für eine Krebsprophylaxe in der Chirurgie

In einer Zeit, in der zunehmend alloplastische Implantate, Gewebs- und Organtransplantate in der Chirurgie Anwendung finden, sind die hier aufgeworfenen Fragen von wachsender Bedeutung. Das Problem der Fremdkörpersarkome muß für den Menschen so lange dogmatisch bleiben, bis die Beobachtungszeit und die Zahl der entsprechend lang beobachteten Fälle ausreicht, um hierzu Stellung nehmen zu können. Bis dahin zwingen uns die vorliegenden Ergebnisse, möglichst Operationsverfahren, Prothesen und Implantate zu bevorzugen, die nach dem Stand unseres Wissens eine eventuelle spätere Krebsgefährdung mindern oder ausschließen. Dies allerdings nur, wenn sich hierdurch die augenblicklichen Heilchancen für den Patienten nicht mindern.

Es wäre ein Kunstfehler, lebensrettende Kunststoffimplantationen aus der Befürchtung zu unterlassen, Kunststoffprothesen seien cancerogen (OETTEL, 1963).

Es ist aber zu bedenken, daß die Art des verwendeten Materials, dessen Bearbeitung und Beschaffenheit das Krebsrisiko beeinflussen. Dies ist im Tierexperiment gesichert, für den Menschen wahrscheinlich.

Negative Tierexperimente beweisen nicht immer die Gefahrlosigkeit für den Menschen. Positive Ergebnisse sind daher eine wertvolle Hilfe, um krebsprophylaktische Maßnahmen in vielen Fällen frühzeitig zu ergreifen (HACKMANN, 1959).

VAN ESCH (1967) empfiehlt, von jedem implantierten und bei jedem exstirpierten Fremdkörper die histologischen Befunde zu registrieren, um Vergleichsmöglichkeiten über die Gewebsreaktionen beim Menschen gegenüber den experimentellen Befunden zu erhalten.

Besonders beunruhigend erscheint aus der Sicht der bisherigen tierexperimentellen Ergebnisse die Verwendung von Polyurethan, (z. B. in der Knochenchirurgie als Ostamer). Bei diesem Kunststoff ist neben der Fremdkörperwirkung eine pluripotente chemische Cancerogenese festzustellen (HUEPER, 1961, 1964).

Beim Menschen sind für solche Sarkombildungen wesentlich längere Latenzzeiten anzusetzen, als sie in Tierexperimenten beobachtet wurden.

LASKIN, ROBINSON u. WEINMANN (1954) schätzen die Latenzzeit für den Menschen auf ca. 20 Jahre. OPPENHEIMER u. a. (1953) auf 10—15 Jahre, DRUCKREY (1960) auf 50—60 Jahre. HUEPER (1964) vermutet eine Latenzzeit von etwa 30 Jahren. REITER (1957) empfiehlt daher, die chirurgische Implantation von Kunststoffen möglichst auf Patienten nach dem 40. Lebensjahr zu beschränken.

Aufgrund dieser tierexperimentellen Erfahrungen unter Berücksichtigung der bislang vorliegenden klinischen Beobachtungen sind folgende *krebsprophylaktische Gesichtspunkte* in der Chirurgie zu bedenken:

1. Offen-poröse, netzförmige oder perforierte Implantate sind kompakten, von Zellen nicht durchsetzbaren Fremdkörpern vorzuziehen.

2. Multiplen, kleineren Implantaten oder mehreren, voneinander getrennten, dünnschichtigen Implantaten sollte der Vorzug gegeben werden vor größeren oder einschichtigen.

3. Größere Fremdkörper wie z. B. Knochennägel oder Druckplatten sollten nur so lange im Körper verbleiben, wie sie einen erwünschten Effekt erfüllen. Danach sollten sie entfernt werden, falls dieser Zweiteingriff den Patienten nicht in besonderem Maß gefährdet.

4. Es ist zu fordern, daß mit verschiedenen tierexperimentellen Methoden abgesichert ist, daß ein dem Menschen implantierter Fremdkörper nicht zusätzlich chemisch cancerogene Noxen enthält. Das Material dürfte dann in Pulverform keine wesentliche Sarkomgefährdung zeigen, es dürfte nur nach Implantaten in Form von größeren Scheiben Sarkome auslösen.

5. Bei offen-porösen, filzförmigen, gewebten oder gestrickten Fremdkörperimplantaten sollte die Schichtdicke möglichst dünn gewählt werden.

6. Resorbierbare Fremdkörper, die nach wenigen Monaten Verweildauer durch körpereigenes Gewebe substituiert werden, sind anderen, sonst gleichwertigen Implantaten vorzuziehen, wobei vorausgesetzt wird, daß der Fremdkörper nicht durch eine Zweitoperation wieder entfernt wird und der resorbierbare Fremdkörper keine zusätzlichen cancerogenen chemischen Noxen enthält. — Aus der Sicht des Cancerologen sollten neue resorbierbare, alloplastische Stoffe entwickelt werden, welche den chirurgisch erforderlichen Materialeigenschaften genügen.

7. Vor dem 40. Lebensjahr sollten möglichst für dauernd verbleibende größere, solide Fremdkörper nicht implantiert werden, vorausgesetzt, daß bei diesen jungen Menschen damit nicht eine Heilchance vergeben wird.

8. In der plastischen Chirurgie sind Autotransplantate den homoio-, hetero- und alloplastischen Transplantaten vorzuziehen. Die Beobachtung von Sarkomen nach Knochentransplantaten stellt das Problem einer eventuellen Krebsgefährdung als Spätschäden nach Organ- und Gewebstransplantaten.

9. Allgemein sollte ein operativer Eingriff so durchgeführt werden, daß die fibröse Bindegewebsreaktion möglichst gering gehalten wird. Die Forderung nach gewebsschonender weitgehend atraumatischer Operation ist damit nicht nur aus der Sicht der Funktion, der Kosmetik, der Infektion etc. sinnvoll, sie ist zugleich eine krebsprophylaktische Maßnahme.

# X. Zusammenfassung

Bei monatelanger Verweildauer von implantiertem Fremdkörpermaterial ist eine krebsbegünstigende Wirkung zu bedenken. Es war zu prüfen, ob die verwendeten Fremdkörperimplantate eventuell chemisch cancerogene Eigenschaften besitzen oder eine Spätgefährdung durch „Fremdkörpersarkome" mit sich bringen. Das bereits umfangreiche Schrifttum zu diesem Problem wurde durch mehrere Versuchsserien ergänzt und synoptisch durch eine Arbeitshypothese geordnet und verständlich gemacht.

Die vielfältigen bei dieser Sarkogenese bedeutsamen exogenen und endogenen Faktoren haben nur Bedeutung für die Ausbildung der Präsarkomatose, nämlich der unterschiedlich gebildeten Menge des avasculären Narbengewebes. Die Sarkombildung selbst unterliegt einer Eigengesetzlichkeit, welche unabhängig von diesen Faktoren ist. Die Sarkomgefährdung ist hierbei eine Funktion der Quantität des präsarkomatösen Gewebes.

Fremdkörpersarkome treten unabhängig von der chemischen und molekularen Struktur der implantierten Substanzen auf, wie die hohe Sarkomausbeute bei größeren soliden Implantaten gegenüber verkleinerten oder pulverförmigen Implantaten gleichen Gewichts beweist. Die Sarkomgefährdung nimmt mit der Größe des Implantates zu, sie ist gegenüber konkaven Flächen höher als gegenüber konvexen, sie steht in umgekehrter Relation zur Porosität bei reizlos einheilenden Fremdkörpern, ist aber höher, wenn durch das implantierte Material eine oberflächenabhängige Sklerosierung des Bindegewebes unterhalten wird. Die Sarkomgefährdung nimmt mit der Dauer der Implantationszeit zu, sie ist für stärker sklerosierend einheilende Fremdkörper höher als für weniger sklerosierende Einheilungsprozesse. Die Korrelation der Implantatoberfläche zur Körperoberfläche oder zum Körpergewicht ist für die Sarkomgefährdung bedeutungslos. Zur Auslösung dieser bösartigen Geschwülste ist der Verbleib eines Fremdkörpers nur für eine kritische Zeit erforderlich. Für verschiedene Tierarten und Tierstämme sowie für verschiedene Körperregionen desselben Tieres ist diese Sarkomgefährdung in Abhängigkeit von der Gewebsverträglichkeit und Implantatform wahrscheinlich verschieden. Die Sarkomquote ist um so höher, je reizloser ein Fremdkörper gleicher Größe einheilt. Stoffe, welche zeitlich begrenzt die exsudative und die proliferative Phase der Wundheilung fördern, erhöhen durch die größere Narbenbildung die Sarkomzahlen. Chronisch-entzündliche Prozesse mit langanhaltenden, proliferativen Gewebsprozessen und verstärkter Vascularisation verzögern die Sarkombildung. Zusätzliche Traumen, syncarcinogene und wahrscheinlich auch antiblastogene Noxen können die Sarkomausbeute beeinflussen.

Fremdkörpersarkome lassen sich auch mit schwer- oder unresorbierbarem Kollagen auslösen, wie die eigenen Experimente erstmals zeigen konnten. Ist das umgebende Gewebe bei der Ratte in der Lage, das Kollagen binnen 6 Monaten vollständig zu resorbieren, so wird auch das fibröse Bindegewebe am Implantationsort makroskopisch vollständig ab- bzw. umgebaut. In diesem Fall tritt kein Sarkom auf. Es ist damit zugleich eine cancerogene chemische Geschwulstauslösung durch die zur Stabilisierung verwendeten 3- und 5-wertigen Chromsalze auszuschließen. Erschwert aber das Maß der Chromierung oder Formaldehydbearbeitung die Resorbierbarkeit, so daß die soliden oder porösen Implantate über ein Jahr und länger subcutan nachweisbar bleiben, bildet sich auch hier eine avasculäre, fibröse Bindegewebskapsel aus, die zu Fremdkörpersarkomen führen kann. Die Implantation von unchromiertem und nicht mit Formaldehyd bearbeitetem, resorbierbarem Kollagen zeigt im Tierexperiment, daß diese biologisch makromolekulare Substanz selbst keine chemisch cancerogenen Eigenschaften hat und zum anderen bei langsamer Resorption auch keine Fremdkörpersarkome auslöst.

Zinnfolien können ebenfalls nach subcutaner Einheilung Sarkome hervorrufen, wie eine weitere Versuchsserie erstmals zeigte. Die histologischen Merkmale dieser Sarkogenese entsprechen den Beobachtungen bei anderen eingeheilten Fremdkörpern, wie sie besonders bei Edelmetallen bereits bekannt sind. Dieses relativ reaktionsfähige Metall unterhält eine längere Zeit anhaltende proliferative Entzündung mit reichlicher Vascularisation. Die Sarkomausbeute ist dabei auffallend niedrig gegenüber reizlos einheilenden, früh eine avasculäre, fibröse Kapsel ausbildenden Kunststoffscheibchen gleicher Größe.

Die tierexperimentellen Ergebnisse bei der Sarkogenese durch Fremdkörper zwingen zu einer Reihe von Schlußfolgerungen grundsätzlicher Art für die experimentelle Cancerogenese. Sie bietet sich zugleich als Versuchsmodell zur Untersuchung der nicht durch chemische oder physikalische Krebsnoxen bedingten „unspezifischen Cancerogenese“ an.

Zahlreiche klinische Beobachtungen von Sarkomen beim Menschen nach metallischen und nichtmetallischen Implantaten zeigen, daß die hier aufgeworfenen Probleme der Sarkogenese durch Fremdkörper auch für den Menschen Bedeutung haben. Die beim Menschen zu beobachtenden morphologischen Befunde, lange Latenzzeiten und biologische Wachstumseigenschaften entsprechen den bekannten Erfahrungen bei anderen Narbensarkomen des Menschen, so z. B. den Sarkomen in Operationsnarben und den Prothesensarkomen.

Damit ergeben sich aus der Synopsis dieser tierexperimentellen Untersuchungen und klinischen Erfahrungen Rückschlüsse für die Begutachtung der Zusammenhangsfrage einer Sarkomentstehung als Traumafolge.

Für die Chirurgie lassen sich aus diesen Ergebnissen und Beobachtungen eine Reihe krebsprophylaktischer Maßnahmen, insbesondere bei der Implantation alloplastischer Fremdkörper, aber auch bei der Transplantation verschiedener Gewebe und Organe ableiten.

# Literatur

**soweit diese Quellen nicht in den folgenden 3 Übersichtsarbeiten angegeben sind:**

**1. Bauer, K. H.: Geschwulst und Trauma. In: Handbuch der gesamten Unfallheilkunde. 3. Aufl. Hrsg.: H. Bürkle de la Camp und M. Schwaiger. Stuttgart: Enke 2, 1 (1966).**

**2. Bischoff, F., Bryson, G.: Carcinogenesis through solid state Surfaces. Progr. exp. Tumor Res. (Basel) 5, 85 (1964).**

**3. Nothdurft, H.: Sarkomerzeugung bei Ratten durch implantierte Fremdkörper. Ther. Mh. Mannheim: Boehringer 8, 262 (1961).**


Abruzzini, P., Vecchione, F.: Fibrosarcoma gigante della parete toracica successivo ad intervento di resezione polmonare. Chir. torac. **14**, 31 (1961).

Adler, R. H., Darby, C.: Use of a porous synthetic sponge (Ivalon) in surgery. — U. S. armed Forces med. J. **11**, 1349 and 1466 (1960).

Alexander, P., Dukes, C. E., Mitchley, B. C. V.: Carcinogenic action of subcutaneously embedded plastic sponges. A. R. Brit. Emp. Cancer Campgn **38**, 92 (1960).

Askanazy, A.: Opisthorchis felineus-Krebs. Verh. dtsch. Ges. Path. **3**, 72 (1900).

Axhausen, W.: Die Bedeutung der Individual- und Artspezifität der Gewebe für die freie Knochenüberpflanzung. H. Unfallheilk. **72** (1962).

Bauer, K. H.: Das Krebsproblem. 1. Aufl. 1949; 2. Aufl. 1963. Berlin-Heidelberg-Göttingen: Springer 1963.

— Über Sarkomgenese. Langenbecks Arch. klin. Chir. **313**, 417 (1965).

— Organtransplantation. Rechtsfragen aus der Sicht des Chirurgen. Langenbecks Arch. klin. Chir. **322**, 22 (1968).

Bauermeister, A.: Experimentelle Grundlagen für den Aufbau einer neuen Knochenbank. H. Unfallheilk. **58** (1958).

Becker, T.: Krebs und Unfall. München: Barth 1966.

— Markgraf, E., Oswald, H., Schyra, B., Winnefeld, K.: Das Verhalten von metallischen Fremdkörpern im Organismus. Zbl. Chir. **92**, 1722 (1967).

Benjamin, H. B., Pawlowski, E., Becker, A. B.: Collagen as temporary dressing and blood vessel replacement. Arch. Surg. **88**, 725 (1964).

Beseler, W. D.: Experimentelle Untersuchungen über die Resorbierbarkeit, Gewebsverträglichkeit und die hämostyptische Wirkung von Gaze aus oxydierter Zellulose in parenchymatösen Organen. Heidelberg: Med. Diss. 1963.

Birnmeyer, G.: Über Spätfolgen metallischer Fremdkörper im Bereich der Nasennebenhöhlen. Z. Laryng. Rhinol. **42**, 778 (1963).

Boegehold: Über die Entwicklung von malignen Tumoren aus Narben. Virchows Arch. path. Anat. **88**, 229 (1882).

Brücher, H., Weygand, A.: Wirksame Dauerbehandlung eines Falles von Erythroblastophthise Typ Diamond-Blackfan mit Cortison und ACTH. Ärztl. Wschr. **10**, 208 (1955).

BÜRKLE DE LA CAMP, H.: Fehler und Gefahren der Alloplastik in der Knochen- und Gelenkchirurgie. Langenbecks Arch. klin. Chir. **289**, 463 (1958) — ausführlicher bei STRUPPLER, V., 1959.

CLAYSON, D. B.: Chemical carcinogenesis. London: Churchill 1962.

CONTZEN, H.: Materialtechnische Voraussetzungen und biologische Gewebsreaktion bei der Implantation von Kunststoffen. Bruns' Beitr. klin. Chir. **204**, 179 (1962).

— Die lokale Gewebereaktion auf implantierte Kunststoffe in Abhängigkeit von deren Form. Langenbecks Arch. klin. Chir. **304**, 922 (1963).

— Voraussetzungen, Möglichkeiten und Grenzen für den alloplastischen Gewebeersatz mit Kunststoffen. Chirurg **36**, 529 (1965).

— STRAUMANN, F., PASCHKE, E.: Grundlagen der Alloplastik mit Metallen und Kunststoffen. Stuttgart: Thieme 1967.

CRAMER, H.: Antiseptische Tamponade — Schede's Blutcoagulum — und resorbierbare Tamponade. Dtsch. med. Wschr. **15**, 36 (1889).

DASLER, W., MILLISER, R. V.: Induction of tumors in rats by subcutaneous implants of surgical sponges. Experientia **19**, 424 (1963).

DAVID, M. C. Ju: Fibrosarcoma arising in surgical scars. Plast. reconstr. Surg. **38**, 429 (1966).

DESJAQUES, R.: Cancer et blessures de guerre. Rev. Chir. (Paris) Jg. 58, **77**, 373 (1939).

DOERR, W.: Grenzen der Geschwulstdiagnostik. Schles.-Holst. Ärzteblatt, H. 8 (1958).

DRUCKREY, H.: Die Entstehung von Krebs. — Neuere Untersuchungen und Probleme. Mkurse ärztl. Fortbild. **10**, 199 (1960).

— KÜPFMÜLLER, K.: Quantitative Analyse der Krebsentstehung. Z. Naturforsch. **3 b**, 254 (1948).

— — Dosis und Wirkung. In: Die Pharmazie. 8. Beiheft, 1. Ergebn.-Bd., Berlin: W. Saenger 1949.

DUKES, C. E., MITCHLEY, B. C. V.: Polyvinyl sponge implants; experimental and clinical observations. Brit. J. plast. Surg. **15**, 225 (1962).

DUNNING, W. F., CURTIS, M. R.: Malignancy induced by cysticercus fasciolaris: its independence of age of host when infested. Amer. J. Cancer **37**, 312 (1939).

ESCH, G. J. VAN: Plastic carcinogenesis; suggestions for the use of plastic in surgery, orthopedics, etc. In: Potential carcinogenic hazards from drugs. Berlin-Heidelberg-New York: Springer 1967, S. 188 (UICC Monograph. series, Vol. 7).

ESMARCH, F. VON: Über die Ätiologie und die Diagnose der bösartigen Geschwülste, insbesondere derjenigen der Zunge und der Lippen. Arch. klin. Chir. **39**, 327 (1889).

EXNER, G.: Probleme und Erfahrungen mit der homo- und der heterologen Gewebetransplantation in der Orthopädie. Homo- und heterologe Knochentransplantation. Zur Biologie der Knochentransplantation. Beitr. Orthop. Traum. **14**, 538 (1967).

FIELDING, J.: Sarcoma induction by iron-carbohydrate compleyes. Brit. med. J. **1962 I**, 1800.

FISCHER, P.: Der Glucksche resorbierbare antiseptische Tampon als Obturator bei Radikaloperationen von Hernien. Dtsch. med. Wschr. **15**, 161 (1889).

FLEMMING, F.: Oberschenkelstumpfsarkom als späte Traumafolge. Mschr. Unfallheilk. **69**, 252 (1966).

FRAENKEL, A.: Über die Bedeutung von Fremdkörpern in Wunden. Wien. klin. Wschr. **1**, 30 (1888).

FRIEDENBERG, Z. B., LAWRENCE, R.: Bone growth in polyvinyl sponge. Surg. Gynec. Obstet. **109**, 291 (1959).
FUCHS, G., STEGEMANN, H., EGER, W.: Der transplantierte Knochenspan und seine Qualität nach partieller und vollständiger Enteiweißung bei erhaltener anorganischer Substanz. Langenbecks Arch. klin. Chir. **303**, 240 (1963).
FUREY, J. G., FERRER-TORELLS, M., REAGAN, J. W.: Fibrosarcoma arising at the site of bone infarcts. J. Bone Jt. Surg. **42 A**, 802 (1960).
GIESE, W.: Aussprache zum Vortrag Lindner. Verh. dtsch. Ges. Path. **44**, 285 (1960).
GILMAN, J. P. W., HERCHEN, H.: The effect of physical form of implant on nickel sulphide tumorigenesis in the rat. Acta Un. int. Cancr. **18**, 615 (1962).
— — The effect of physical form of implanted nickel sulphide tumorigenesis in the rat. Acta Un. int. Cancr. **19**, 615 (1963).
GOLBERG, L.: Die Wirkung von Eiseninjektionen im Tierversuch. Arzneimittel-Forsch. **13**, 939 (1963).
GRAFFI, A.: Untersuchungen über den Mechanismus der Cancerogenese und die Wirkungsweise cancerogener Reize. Berlin: Abh. dtsch. Akad. Wiss. **1**, 1 (1953).
GRILL, W.: Sarkom nach Bombensplitterverletzung. Mschr. Unfallheilk. **54**, 179 (1954).
HAASCH, K.: Erfahrungen mit dem Kieler Span. Chirurg **1**, 21 (1963).
HAMANT, A., CORNIL, L., MOSINGER, A.: Sarcome fibroplastique de la cuisse developpé sur une cicatrice operatoire. Ann. anat. path. **7**, 373 (1930).
HAMILTON: On Sponge-Grafting. Edinb. med. J. **27 I**, 217 (1881/1882).
HAMPERL, H., LUHR, H.: Die Kollagenplombe. I. Implantation rekonstruierter Fasern. Klin. Wschr. **42**, 12 (1964).
HARRISON, P. W., CHANDY, J.: A subclavian aneurysm cured by Cellophane fibrosis. Ann. Surg. **118**, 478 (1943).
HEATH, J. C., DANIEL, M. R.: The production of malignant tumours by cobalt in the rat: intrathoracic tumours. Brit. J. Cancer **16**, 473 (1962).
HECKER, E.: Die Cocarcinogene des Crotonöls. In: Aktuelle Probleme aus dem Gebiet der Cancerologie. Hrsg.: W. DOERR, F. LINDER und G. WAGNER. Berlin-Heidelberg-New York: Springer 1966.
HECKER, W. C., OTT, G., HOLLMANN, G.: Maligne Tumoren des kindlichen Magen-Darmtraktes, Ätiologie, Statistik und Klinik. Z. Kinderchir. **4**, 146 (1967).
HEISS, W. H.: Polymerisierende Kunststoffe zum Nahtersatz. Heidelberg: Habil. Schrift Medizin 1968.
HELLNER, H.: Unfall und Knochengeschwulst. H. Unfallheilk. **25**, 1 (1939).
— Die Begutachtung des ursächlichen Zusammenhanges zwischen Unfall und Knochengeschwulst. Ärztl. Prax. 49 (1952).
HORN, K.-H., PASTERNAK, G., GRAFFI, A.: Versuche zur Erzeugung tumorspezifischer Resistenz gegen isolog transplantable Sarkome, die durch Implantation von Kunststoffen erzeugt wurden. Acta biol. med. germ. **15**, 154 (1965).
HOSHIYA, H.: Primäres Epiglottiscarcinom wahrscheinlich durch Fremdkörperreizung (Fischgräte) verursacht. Oto-rhino-laring. **8**, 140 (1935).
HUEPER, W. C.: Experimental studies in metal cancerogenesis. I. Nickel cancers in rats. Tex. Rep. Biol. Med. **10**, 167 (1952).
— Surgical use of polyurethane plastics questioned on basis of animal experiments. Amer. J. clin. Path. **34**, 328 (1961).
— Cancer induction by polyurethane and polysilicone plastics. J. nat. Cancer Inst. **33**, 1005 (1964).
— Berufskrebs. Gerichtsmedizinische Betrachtungen. Dresden-Leipzig: Steinkopff 1964.
IRMER, W., SELING, A.: Kunststoffe in der Chirurgie. Zbl. Chir. **91**, 401 (1966).

JANSEN, H. H.: Zur Begutachtung parossaler Sarkome. Mschr. Unfallheilk. **63**, 297 (1960).
— Diskussion und Bemerkung. Unfallkongreß 1962. H. Unfallheilk. **75**, 75 (1963).
JOHNSON, L. C.: A general theory of bone tumors. Bull. N. Y. Acad. Med. **29**, 164 (1953).
JUDET, J., LAGRANGE, J., DUNOJER, J.: Resultats des arthroplasties de la hanche avec tête acrylique. Mem. Acad. Chir. **77**, 352 (1951).
KARG, H.: Sarkom nach Trauma. Düsseldorf: Med. Diss. 1934.
KELLER, G.: Über ein malignes Hämangioendothelium der Lendenwirbelsäule im Zusammenhang mit Kriegsverletzung. Tübingen: Med. Diss. 1938.
KLÄRNER, P.: Erzeugung von Sarkomen durch Fremdkörper aus Polymethacrylaten und Zusätzen. Z. Krebsforsch. **65**, 99 (1962).
KOCH, W.: Über die Vitalisierung von implantierten Knochenspänen. Verh. dtsch. orthop. Ges. **45**, 444 (1957).
— DAHMEN, G.: Experimentelle und klinische Erfahrungen mit dem heterologen Knochenspan. Z. Orthop. **76**, 348 (1962).
KONRAD, R. M., ZABORSKY, F.: Die Bedeutung der Porosität bei der Einheilung von Teflongewebe in Zwerchfelldefekte. Langenbecks Arch. klin. Chir. **310**, 160 (1965).
KOPAS: Hodensarkom nach Trauma. Zbl. Chir. **56**, 83 (1929).
KÖRBLER, J.: Vorgänge bei Transplantationen von Tumorgewebe. Z. Krebsforsch. **36**, 572 (1932).
— Der Spinnerinnenkrebs und seine Auswirkung auf die Krebsforschung. Dresden-Leipzig: Steinkopff 1962.
— FRANK, P.: Sur l'action cancerigène du lin. Archiv za higijenie rada (Zagreb) **2**, 1 (1951).
KOROBKO, Y. A.: Issle dovanie kostnych cellofanovych opucholej. Dokl. Akad. Nauk SSR **159**, 457 (1964).
KORTE, A.: Die Transplantation von sog. „Kunststoffsarkomen". Eine tierexperimentelle Studie am polypropyleninduzierten Sarkom der Ratte. Heidelberg: Med. Diss. 1964.
KRAMČANINOV, N. F.: Rak koži na posleopera cionnych rubcach. Chirurgija, Moskva **41**, 117 (1965).
KREVET: Sarkomatöse Neubildung in einer Fistel einer 15 Jahre lang bestehenden Schußwunde mit Retention der Kugel. Dtsch. Militärärztl. Z. **17**, 421 (1888).
KRÜCKEMANN, E.: Über Fremdkörpertuberkulose und Fremdkörperriesenzellen. Virchow's Arch. path. Anat. Supp. **138**, 118 (1895).
LEMONS, J., LAUFMANN, H.: Limitation of synthetic fabrics as peritoneal substitutes. Arch. Surg. **76**, 593 (1958).
LESSER, L. VON: Über das Verhalten des Catguts im Organismus und über Heteroplastik. Virchow's Arch. path. Anat. **95**, 211 (1884).
LE VEEN, H. H., BARBERIO, J. R.: Tissue reaction to plastics used in surgery with special reference to Teflon. Ann. Surg. **129**, 74 (1949).
LINDER, F.: Neue Möglichkeiten des Arterienersatzes mit lyophilisierten Homoiotransplantaten und Kunststoffen. Langenbecks Arch. klin. Chir. **284**, 716 (1956).
— Zum alloplastischen Ersatz der Aorta. Langenbecks Arch. klin. Chir. **289**, 648 (1958).
LOEWENTHAL, C.: Über die traumatische Entwicklung der Geschwülste. Langenbecks Arch. klin. Chir. **49**, 1 und 267 (1895).
MAATZ, R.: Der Tierspan in der Knochenbank. Dtsch. Med. J. **8**, 190 (1957).
— Klinische Erfahrungen mit dem eiweißarmen Tierspan. Langenbecks Arch. klin. Chir. **292**, 831 (1959).

Maatz, R.: Das Wesen des Kieler Spans. Langenbecks Arch. klin. Chir. **308**, 1028 (1964).
— Bauermeister, A.: Klinische Erfahrungen mit dem Kieler Span. Langenbecks Arch. klin. Chir. **298**, 239 (1961).
— Lenz, W., Graf, R.: Spongiosatest of bone grafts. J. Bone Jt Surg. **36 A**, 721 (1954).
Marchand, F.: Der Prozeß der Wundheilung. Stuttgart: Enke 1901 (Deutsche Chirurgie, Bd. 16).
Melzner, R.: Über Sarkomentstehung nach Kriegsverletzung. Langenbecks Arch. klin. Chir. **147**, 153 (1927).
Merwin, R. M., Algire, G. H.: Induction of plasma-cell neoplasma and fibrosarcomas in BALB/C mice carrying diffusion chambers. Proc. Soc. exp. Biol. (N. Y.) **101**, 437 (1959).
Mitchell, D. F., Shankwalker, G. B., Shazer, S.: Sarcoma induction by implantation of dental materials in rats. J. dent. Res. **38**, 715 (1959).
— — — Determining the tumorigenicity of dental materials. J. dent. Res. **39**, 1023 (1960).
Nesswetha, W., Meiners, S.: Zur Problematik der experimentellen Sarkomauslösung durch einige Kunststoffe. Dtsch. Gesundh.-Wes. **15**, 624 (1959).
Neuman, Z.: The use of the nun-absorbable polyethylene sponge, "polystan sponge", as a subcutaneous prothesis. Brit. J. plast. Surg. **9**, 195 (1956).
Nolte, D.: Über Sarkomentstehung nach Kriegsverletzung. Mschr. Unfallheilk. **69**, 124 (1966).
Nordmann, M.: Lungenasbestose und Lungenkrebs. Ber. 8. internat. Kongr. Unfallmed. u. Berufskrankheit **2**, 983 (1939).
— Sorge, A.: Lungenkrebs durch Asbeststaub im Tierversuch. Z. Krebsforsch. **51**, 168 (1941).
Nothdurft, H.: Größeres Implantat aus Plexiglas seit über 25 Jahren in situ. Langenbecks Arch. klin. Chir. **316** (1966).
Oettel, H.: Biologische Probleme bei der Implantation von Kunststoffen. Langenbecks Arch. klin. Chir. **304**, 900 (1963).
Ol'shevskaja, L. V.: Early morphological changes in rat connective tissue around implanted cellophane films (in Russian). Bull. exp. Biol. Med. **51**, 378 (1961).
— Comparative study of the changes of rats in the connective tissue developping around cellophane embedded subcutaneously in carcinogenic and noncarcinogenic forms. Acta Un. int. Cancr. (Louvain) **19**, 612 (1963).
Ott, G.: Hautprothesen. Ergebn. Chir. Orthop. **54**, 45 (1970).
— Frey, R.: Klinik, Behandlung und Statistik der Sarkome. Ergebn. Chir. Orthop. **43**, 410 (1961).
— Jansen, H. H.: Sarkomentstehung nach Homoio- und Heterotransplantation von Knochen. Langenbecks Arch. klin. Chir. **314**, 1 (1966).
— — Cancerogenesis after homoiotransplantation, heterotransplantation and alloplastic implantations. Abst. Pap. Int. Canc. Cong. **9**, Tokyo 1966, S. 146.
— Ruef, J.: Sarkome der Brustdrüse. Langenbecks Arch. klin. Chir. **297**, 557 (1961).
— Vollmar, J., Hieronymi, G.: Krebsgefährdung nach Implantation von Kunststoffen. Langenbecks Arch. klir. Chir. **302**, 608 (1963).
— — Korte, A.: Transplantation und Chemotherapie von Fremdkörpertumoren bei Ratten. Z. Krebsfosrch. **67**, 16 (1965).
Pack, G. T., Ariel, J. M.: Fibrosarcoma of the soft somatic tissues. Surg. Gynec. Obstet. **98**, 675 (1954).
Page, I. H.: Production of persistent arterial hypertension by Cellophane perinephritis. J. Amer. med. Ass. **113**, 2046 (1939).

PAGE, R. C., LARSON, E. J., SIEGMUND, E.: Chronic toxicity studies of methyl-2-cyanoacrylate in dogs and rats. In: A symposium on physiological adhesives. Ed.: J. E. HEALEY. Houston: Univ. of Texas 1966, p. 11.

PHILIPSBERG, K.: Über traumatisch entstandenes Sarkom. Klin. Wschr. **1**, 2385 (1922).

PITZLER, K., VOIGT, K. G.: Sarkome auf chronisch-entzündlichem Boden. Zbl. Chir. **92**, 1727 (1967).

REHN, E.: Über das Plombierungsverfahren und die Polyviolplombe. Zbl. Tuberk. Forsch. **49**, 273 (1938).

— Über das Plombierungsverfahren und die Polyviolplombe. Arch. klin. Chir. **193**, 613 (1938).

REINHARDT, G.: Trauma-Fremdkörper-Hirngeschwulst. Münch. med. Wschr. **75**, 399 (1928).

ROGGATZ, J.: Die „Kollagenplombe". III. Homoio- und Heterotransplantation rekonstruierter Fasern. Klin. Wschr. **43**, 111 (1965).

SALYAMON, L.: Inflammatory reactivity and carcinogenesis. Acta Un. int. Cancr. **19**, 552 (1963).

SHABAD, L. M.: Plastics carcinogenesis, some experimental data and its possible importance for clinic and prophylaxis of cancer. In: Potential carcinogenic hazards from drugs. Berlin-Heidelberg-New York: Springer 1967, S. 188 (UICC Monograph. Series, Bd. 7).

— OL'SHEVSKAIA, J. V., VASILIEV, I.: On the tumor development in rats following polymer films insertion. Khirguiya (Sofiya) **15**, 325 (1962).

SHULMAN, J., WIZNITZER, T., NEUMAN, Z.: A comparative study of sarcoma formation by implanted polyethylene film and mesh in white rats. Brit. J. plast. Surg. **16**, 336 (1963).

SVETLAKOV, M. I.: Mechaničeskaja travma i rak preddverija gortani. Vop. Onkol. **6**, 60 (1960).

SCHAEFER, K.: Ein kasuistischer Beitrag zur Meningeomentstehung nach einem Trauma. Zbl. allg. Path. **107**, 476 (1965).

SCHINZ, H. R., UEHLINGER, E.: Der Metallkrebs. Ein neues Prinzip der Krebserzeugung. Z. Krebsforsch. **52**, 425 (1942).

SCHMÄHL, D.: Cancerogene Wirkung von Asbest bei Implantation an Ratten. Z. Krebsforsch. **62**, 561 (1958).

SCHULY, H.: Diskussionsbemerkung zu G. SCHÖNE: Farbenwechsel des Haarkleides. Greifswalder Medizin. Verein. Dtsch. med. Wschr. **39**, 1659 (1913).

SCHWEIBERER, L., ABEL-DOENECKE, H., HOFMEISTER, G., MÜLLER, J., WÖRNER, D.: Der osteogenetische Wert des heterologen Macerationsspanes nach Maatz und Bauermeister (Kieler Span). Chir. Plast. Reconstr. **4**, 33 (1967).

— AXHAUSEN, W.: Zur Frage der osteogenetischen Potenz des „Kieler Knochenspans". Langenbecks Arch. klin. Chir. **313**, 959 (1965).

— HOFMEISTER, G., MÜLLER, I.: Ist der macerierte, heterologe Knochenspan (Kieler Knochenspan) ein Calluslocker? Langenbecks Arch. klin. Chir. **319**, 450 (1967).

STRÄULI, P.: Die Bösartigkeit von Tumoren aus klinischer, pathologisch-anatomischer und experimenteller Sicht. Schweiz. med. Wschr. **95**, 113 (1965).

STUDITSKY, A. N.: Experimental rhabdomyoblastomata and their importance of an analysis of the phenomena of tumours transformation. Acta Un. int. Cancr. (Louvain) **19**, 648 (1963).

THIEM, C.: Über aseptische resorbierbare Tamponade. Arch. klin. Chir. **39**, 29 (1889).

TOMATIS, L.: Studies in subcutaneous carcinogenesis with implants of glass and Teflon in mice. Acta Un. Int. Cancr. **19**, 607 (1963).

Tomatis, L., Shubik, P.: Influence of urethane on subcutaneous carcinogenesis by Teflon implants. Nature (Lond.) **198**, 600 (1963).

Uehlinger, E., Schürch, O.: Über experimentelle Erzeugung von Sarkomen mit Radium und Mesothorium. Schweiz. med. Wschr. **68**, 860 (1938).

— — Über experimentelle Erzeugung von Sarkomen mit Radium und Mesothorium. Dtsch. Z. Chir. **251**, 12 (1938).

Vasiliev, I. M.: Eksperimental'no — gistologičeskoe issledovanie razoidija opucholeji o soedinitel'noji tkani. Vop. Onkol. **1**, 5 (1955).

— Early changes in the subcutaneous connective tissue of rats after implantation of pellets containing carcinogenic polycyclic hydrocarbons. J. nat. Cancer Inst. **23**, 441 (1959).

Vollmar, J.: Rekonstruktive Chirurgie der Arterien. Stuttgart: Thieme 1967.

— Ott, G.: Experimentelle Geschwulstauslösung durch Kunststoffe aus chirurgischer Sicht. Langenbecks Arch. klin Chir. **298**, 729 (1961).

Warburg, O.: Über die letzte Ursache und die entfernten Ursachen des Krebses. Würzburg: Triltsch, Sept. 1966.

Wenz, W.: Thorotrasttumoren. Quantitative Untersuchungen über das Dosis-Wirkungs-Problem bei der Thorotrastose. Ergebn. Chir. Orthop. **46**, 81 (1964).

Woolf, J. J., Walker, A. E.: Cranioplasty; collective review. Int. Abstr. Surg. **81**, 1 (1945).

Zahn, W.: Über das Schicksal der in den Organismus implantierten Gewebe. Virchows Arch. path. Anat. **95**, 369 (1884).

Zollinger, H. U.: Weichteiltumoren bei Ratten nach sehr massiven Eiseninjektionen. Schweiz. med. Wschr. **92**, 130 (1962).

# Sachverzeichnis

Herstellung: Konrad Triltsch, Graphischer Betrieb, 87 Würzburg

## Experimentelle Medizin, Pathologie und Klinik

15. SCHWARZ: Pseudohypoparathyreoidismus und Pseudo-Pseudohypoparathyreoidismus. DM 32,—; US $ 8.80
16. KEUTH: Das Membransyndrom der Früh- und Neugeborenen. DM 36,—; US $ 9.90
17. BOLL: Granulocytopoese unter physiologischen und pathologischen Bedingungen. DM 48,—; US $ 13.20
18. SCHMID: Die chronische Hepatitis. DM 48,—; US $ 13.20
19. KÄHLER: Das Karzinoid. DM 78,—; US $ 21.50
20. HORSTER: Endokrine Ophthalmopathie. DM 39,—; US $ 10.80
21. KÖNIG: Die kongenitale Hypothyreose und der endemische Kretinismus. DM 58,—; US $ 16.00
22. AMMANN: Fortschritte in der Pankreasfunktionsdiagnostik. DM 58,—; US $ 16.00
23. LEDER: Der Blutmonocyt. DM 98,—; US $ 27.00
24. EICKHOFF und HERBERHOLD: Die Lymphbahnen der menschlichen Schilddrüse. DM 39,60; US $ 10.90
25. HESS: Experimental Thymectomy. DM 38,—; US $ 10.50
26. WILLERT und HENKEL: Klinik und Pathologie der Dysmelie. DM 38,—; US $ 10.50
27. THOENEN: Bildung und funktionelle Bedeutung adrenerger Ersatztransmitter. DM 28,—; US $ 7.70
28. DOHRMANN: $\beta$-Glucuronidase. DM 36,—; US $ 9.90
29. DITSCHERLEIN: Morphologische Folgen der Nierenpunktion. DM 48,—; US $ 13.20
30. ARNOLD: Therapie der arteriellen Hypertonie. DM 39,—; US $ 10.80
31. GANZONI: Kinetik und Regulation der Erythrocytenproduktion. DM 38,—; US $ 10.50
32. OTT: Fremdkörpersarkome. DM 38,—; US $ 10.50

Die früheren Bände erschienen unter dem Reihentitel:

## Pathologie und Klinik in Einzeldarstellungen

8. SCHAUB: Klinik der subakuten bakteriellen Endocarditis. DM 49,60; US $ 13.70
9. SIEGENTHALER: Klinische Physiologie und Pathologie des Wasser- und Salzhaushaltes. DM 49,60; US $ 13.70
10. ILLIG: Die terminale Strombahn. DM 98,—; US $ 27.00
11. TÖNDURY: Embryopathien. DM 76,—; US $ 20.90
12. MÜLLER: Die Serologie der chronischen Polyarthritis. DM 76,—; US $ 20.90
13. MARTI: Normale und anomale menschliche Hämoglobine. DM 48,—; US $ 13.20
14. HARTUNG: Lungenemphysem. DM 59,—; US $ 16.30